Ethik in der Palliative Care

Interdisziplinärer Dialog – Ethik im Gesundheitswesen

Herausgegeben von

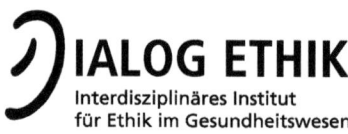

Band 10

PETER LANG
Bern · Berlin · Bruxelles · Frankfurt am Main · New York · Oxford · Wien

Lea Siegmann-Würth

Ethik in der Palliative Care

Theologische und medizinische Erkundungen

PETER LANG

Bern · Berlin · Bruxelles · Frankfurt am Main · New York · Oxford · Wien

Bibliografische Information Der Deutschen Nationalbibliothek
Die Deutsche Nationalbibliothek verzeichnet diese Publikation in der
Deutschen Nationalbibliografie; detaillierte bibliografische Daten sind
im Internet über ‹http://dnb.d-nb.de› abrufbar.

Mit freundlicher finanzieller Unterstützung des Vereins zur Unterstützung wissenschaftlicher Publikationen der Theologischen Fakultät der Universität Luzern, der katholischen und der evangelisch-reformierten Kirche des Kantons St. Gallen sowie der Krebsliga St. Gallen-Appenzell.

ISBN 978-3-0343-0346-0
ISSN 1424-6449

© Peter Lang AG, Internationaler Verlag der Wissenschaften, 2011
Hochfeldstrasse 32, CH-3012 Bern
info@peterlang.com, www.peterlang.com, www.peterlang.net

Alle Rechte vorbehalten.
Das Werk einschliesslich aller seiner Teile ist urheberrechtlich geschützt.
Jede Verwertung ausserhalb der engen Grenzen des Urheberrechtsgesetzes
ist ohne Zustimmung des Verlages unzulässig und strafbar. Das gilt
insbesondere für Vervielfältigungen, Übersetzungen, Mikroverfilmungen und
die Einspeicherung und Verarbeitung in elektronischen Systemen.

Inhaltsverzeichnis

Geleitwort von Hans J. Münk 7

Dankeswort 9

Teil 1: Ursprung und Konzept von Palliative Care

1. Hospizbewegung und Palliative Care:
   historische Entwicklung einer Idee 13
   1.1 Einleitung 13
   1.2 Die Idee der Palliative Care und ihre Geschichte .. 16

2. Das Konzept Palliative Care 23
   2.1 Medizinische Konzepte in
       ihrer geschichtlichen Entwicklung 23
   2.2 Definitionen von Palliative Care 26
   2.3 Prinzipien und Ziele von Palliative Care 29

3. Wesentliche Elemente in der Palliative Care 31
   3.1 Gesundheit und Krankheit 31
   3.2 Schmerz und Leiden 33
   3.3 Sterben und Tod 36
   3.4 Lebensqualität 41

Teil 2: Theologische und medizinethische Grundlegung

4. Theologische Grundlegung 47
   4.1 Die biblische Erzählung vom barmherzigen Samariter
       (Lk 10,25–37) 47
   4.2 Theologisch-ethische Reflexion 56

5. Medizinethische Grundlegung 75
   5.1 Ärztliches Berufsethos und historische Entwicklung
       zur medizinischen Ethik 75
   5.2 Prinzipienethik in der Medizin 78
   5.3 Medizinische Ethik und Palliative Care 94

Teil 3: Praktische Aspekte von Palliative Care

6. Die medizinisch-ethischen Richtlinien und
   Empfehlungen der SAMW zur Palliative Care 99
   6.1 Voraussetzungen und Inhalt der Richtlinien
       und Empfehlungen „Palliative Care" 99
   6.2 Stellungnahme 106

7. Medizinisch-ethische Auseinandersetzung
   mit einzelnen Themen der Palliative Care 111
   7.1 Kommunikation und Arzt-Patient-Beziehung 111
   7.2 Palliative Sedation 121
   7.3 Palliative Care und seelsorgerliches Engagement 142

8. Palliative Care in der Schweiz 159
   8.1 Einleitende Bemerkungen 159
   8.2 Palliative Care als kantonales Konzept –
       das Beispiel Kanton Zürich 163
   8.3 Palliative Care in der praktischen Umsetzung –
       das Beispiel Kanton St. Gallen 166

Zusammenfassung und Schlussbemerkungen 171

Anhang

Literaturverzeichnis 185

Zur Autorin 197

Reihenhinweis 199

Geleitwort

Zu der stupenden Leistungsfähigkeit in weiten Bereichen heutiger medizinischer Behandlungsfelder haben eine seit längerem anhaltende Ausdifferenzierung und Professionalisierung wesentlich beigetragen. Zugleich bildete die Klage über eine Dominanz der funktional orientierten medizinischen Betreuung mit Fokus auf der körperlichen Dimension fast schon einen *cantus firmus* in vielen Diskussionen über den Umgang mit Patienten. In dieser Mischung aus Licht- und Schattenseiten mögen sich allgemeinere Trends der gesamtgesellschaftlichen Veränderungen der letzten Jahrzehnte spiegeln. Sie fand und findet indes auch ein gewisses und wohl deutlich zunehmendes Gegengewicht in der modernen Hospizbewegung sowie in der unter der Sammelbezeichnung ‚Palliative Care' zusammengefassten „aktiven Gesamtbehandlung von Kranken, deren Leiden auf kurative Behandlung nicht anspricht", wie es in einem viel zitierten Bericht einer Expertenkommission der Weltgesundheitsorganisation von 1990 etwas lapidar heisst. Die in- und extensiver gewordene Entwicklung des vielfältigen Gesamtspektrums der Palliativmedizin hebt naturgemäss den ganzheitlichen Charakter der Lebenssituation kranker Menschen hervor. Dies steht auch im Zentrum der entsprechenden Definition der Schweizerischen Gesellschaft für Palliative Medizin, Pflege und Begleitung (palliative ch), die den Ausgangspunkt und Referenzrahmen für die vorliegende Studie von Frau Lea Siegmann-Würth bildet. Sie entstand in dem zeitlich eher eng gezogenen Rahmen einer Masterarbeit im Fach Theologische Ethik an der Universität Luzern. Der Autorin kamen dabei auch gewiss ihre medizinischen Kenntnisse und Kompetenzen zustatten.

Medizinethische Themenschwerpunkte dieser Grössenordnung betreffen mehrere Ebenen: Einmal stehen die Arzt-Patient-Beziehung und weitere interaktionell-personale Aspekte im Vordergrund. Zum andern sind strukturell-institutionelle und systemische Verhältnisse und Rahmenbedingungen bis hin zum Gesundheitswesen zu berücksichtigen. Last but not least – und dies ist heute wohl deutlicher und vielgestaltiger zu spüren als noch vor wenigen Jahrzehnten – sind auch kulturell-religiöse Orientierungen und Bedürfnisse einzubeziehen.

In der vorliegenden Studie wird auf alle genannten Ebenen eingegangen. Eine bemerkenswerte eigene Note erhalten die Ausführungen zur zweitgenannten Ebene, insofern die Autorin sich auf schweizerische Verhältnisse und insbesondere auf Implementierungsfragen in den Kantonen Zürich und St. Gallen konzentriert.

Dass in einer theologischen Qualifikationsarbeit den christlichen Erkenntnisquellen und Handlungsorientierungen eine zentrale Bedeutung zukommt, versteht sich von selbst. Dies geschieht allerdings nicht zu Lasten von bedeutenden aussertheologischen Ansätzen, die relativ ausführlich thematisiert werden. In dem Abschnitt über seelsorgliche Begleitung versteht es die Verfasserin, eine traditional-pastorale Engführung zu vermeiden und eher den Anliegen eines weiter gefassten Konzepts von ‚spiritual care' Raum zu geben. Umso bemerkenswerter ist die im Ergebnis festgestellte Affinität zwischen christlich-seelsorglichem Engagement, intermediären medizinethischen Prinzipien wie Autonomie und Fürsorge und Kernanliegen der Palliativbetreuung.

Frau Siegmann-Würth hat mit dieser Arbeit einen verdienstvollen Beitrag zu einer höchst sensiblen Lebens- und Sterbensproblematik geleistet, dem eine gute Aufnahme zu wünschen ist.

Luzern/Schweiz, im Mai 2010
Prof. em. Dr. Hans J. Münk

Dankeswort

An dieser Stelle möchte ich allen herzlich danken, die mich in meinem Zweitstudium an der Theologischen Fakultät der Universität Luzern unterstützten und es ermöglichten, diese Masterarbeit zur Palliative Care, in der sich Theologie und Medizin in verschiedenen Bereichen zum Wohl der Patientinnen und Patienten berühren, als Buch zu veröffentlichen.

Mein Dank gilt insbesondere Prof. em. Dr. theol. Hans J. Münk, der diese Arbeit im Rahmen der theologischen Ethik unterstützte, das Erstgutachten verfasste und die Veröffentlichung anregte. Für sein Geleitwort danke ich ihm besonders. Herzlich danke ich Dr. theol. Markus Zimmermann-Acklin für die Hinführung zum Thema, die motivierende Begleitung und die zahlreichen Hinweise in der Zeit der Entstehung der Arbeit sowie für das Erstellen des Zweitgutachtens. Mit seinem Spezialgebiet der Bioethik im Fach der angewandten theologischen Ethik war er mir eine grosse Stütze und ein anregender Gesprächspartner, gerade auch in der Diskussion zwischen Medizin und Theologie.

Ich danke dem Peter Lang AG Verlag für die Bereitschaft, die Arbeit in der Reihe „Interdisziplinärer Dialog – Ethik im Gesundheitswesen", die vom Institut Dialog Ethik herausgegeben wird, zu verlegen. Auf Seiten des Verlages danke ich besonders Frau Simone Netthoevel für ihre angenehme und kompetente Betreuung sowie auf Seiten des Instituts Dialog Ethik Herrn Dr. Markus Christen für das Lektorat und seine Mitarbeit bei der Publikation.

Für die finanzielle Unterstützung bei den Drucklegungskosten danke ich dem Verein zur Unterstützung wissenschaftlicher Publikationen der Theologischen Fakultät der Universität Luzern, der katholischen und der evangelisch-reformierten Kirche des Kantons St. Gallen sowie der Krebsliga St. Gallen-Appenzell. Sie setzen damit auch ein Zeichen dafür, dass es im Sinne der unheilbar kranken Menschen wünschenswert ist, der Palliative Care in der Schweiz Boden zu verleihen.

Ganz herzlich danke ich meinem Mann Stefan Siegmann. Sein persönliches Mitgehen, die Ermutigungen und das Lesen der Manuskripte mit der Rückmeldung aus einer Aussenperspektive haben mich auf diesem Weg immer wieder bestärkt.

Dr. med. Lea Siegmann-Würth, MTh

Teil 1:
Ursprung und Konzept
von Palliative Care

1. Hospizbewegung und Palliative Care: historische Entwicklung einer Idee

1.1 Einleitung

Palliative Care – der englische Ausdruck lässt es vermuten: Es geht um ein neues, noch junges Konzept in der Behandlung und Betreuung von kranken Menschen. Dieses Konzept knüpft an die Geschichte der Hospize an, die weit in die Vergangenheit zurückreicht, als moderne Hospizbewegung aber mit der Eröffnung des St. Christopher's Hospice 1967 in London beginnt. Bewegt durch ihre Erfahrungen mit Sterbenden und dem Umgang mit ihnen in Kliniken Mitte des 20. Jahrhunderts, wollte Cicely Saunders mit dem Hospiz unheilbar, weit fortgeschritten an Krebs erkrankten und sterbenden Menschen professionell in einem umfassenden Sinn und einer guten, menschenwürdigen Atmosphäre beistehen bis zuletzt, also auch in ihrem Sterben. Das Ziel war und konnte nicht die Heilung der Krankheit sein, sondern die Linderung der Schmerzen und Beschwerden der Patienten, das Dasein für ihre Fragen, Sorgen und Ängste. Ein Anliegen Cicely Saunders war es zudem, der Tabuisierung von Sterben und Tod in Gesellschaft und Medizin entgegenzuwirken. Ihr war es wichtig, Angehörige und ehrenamtlich Mitarbeitende in die Begleitung Sterbender einzubeziehen. Von Grossbritannien ausgehend, verbreitete sich die moderne Hospizidee international. 1990 fand die grundlegende Zielsetzung der Hospizbewegung unter dem Begriff ‚Palliative Care' Eingang in eine erste entsprechende Definition der Weltgesundheitsorganisation (WHO).

Das Konzept der Palliative Care formuliert gewissermassen eine Antwort auf die verstandesorientierte Rationalität, Individualität und zunehmende Ausdifferenzierung der Gesellschaft in der Moderne. Unter wirtschaftlich und sozialpolitisch günstigen Rahmenbedingungen hat die moderne Medizin mit ihrem wissenschaftlichen und technischen Fortschritt viel Positives erreicht. Manche Krankheiten können geheilt werden, viele lassen sich gut behandeln und beeinflussen. So steht den

Menschen in der industrialisierten, westlichen Welt meist eine immer länger dauernde beschwerdearme oder gar krankheitsfreie Lebenszeit zur Verfügung. Doch die neuen Möglichkeiten der Medizin haben auch einst feste Grenzen verschoben und neue, komplexe Problemsituationen geschaffen: Wie weit wollen, sollen oder müssen wir Leben erhalten, verlängern und verbessern, wenn es von unheilbarer Krankheit, Alter oder Sterben bedroht und begrenzt wird? Was wird für ein der menschlichen Würde und Freiheit gerecht werdendes Leben und Sterben gefordert? Ist alles medizinisch Machbare zu tun? Oder widerspricht dies persönlichen und – falls es diese angesichts des Wertepluralismus überhaupt gibt – gesellschaftlichen Vorstellungen von einem guten Leben und Sterben? Welche Nebenwirkungen nehmen wir mit welchen Massnahmen in Kauf? Und dort, wo die heutige Medizin an ihre Grenzen stösst, wie gehen wir mit dem Leiden und Sterben, mit der Akzeptanz, dass der Tod zu unserem Leben gehört, um? Welche Bedürfnisse stehen in diesen Situationen im Vordergrund? Wie kann ihnen für möglichst alle entsprochen werden? Was ist wesentlich in der Beziehung, in Haltung und Verhalten zueinander zwischen jenen, die unheilbar krank sind, die gehen müssen, vielleicht wollen, und jenen, die sie in dieser Situation betreuen und begleiten? Diese Fragen zeigen: Wir sind gefordert, Verantwortung für Entscheidungen zu übernehmen, die sich in entsprechender Brisanz früher nicht stellten. Palliative Care ist ein Ausdruck dieses Erfordernisses, verantwortlich mit diesen neuen Fragen umzugehen.

Ein weiterer konfliktträchtiger Aspekt der lange ausgeprägt naturwissenschaftlich orientierten Medizin ist ihre Spezialisierung in verschiedene Fachdisziplinen und die Konzentration auf den somatischen Bereich. Doch der Mensch ist ein Wesen mit vielen Dimensionen. Nicht ein einzelnes Organ, sondern der Mensch als Person und Subjekt ist krank und leidet. Palliative Care orientiert sich an diesem ganzheitlichen Bild des Menschen und möchte ihm ein bestmögliches Leben mit der Krankheit, mit dem Leiden, letztlich angesichts des Todes, ermöglichen. Der Patient, die Patientin, ihre Lebensqualität und die zwischenmenschliche Beziehung stehen im Mittelpunkt.

Dieses Buch gliedert sich in vier Teile. Es geht zuerst der Geschichte und Begriffsbedeutung der Palliative Care nach, ihren Definitionen sowie weiteren thematischen Elementen, die mit ihr in nahem Zusammenhang stehen. Im zweiten Teil bilden theologische und medizinethische Überlegungen zur Palliative Care den Schwerpunkt. Dazu wird als theologische Grundlegung die biblische Geschichte des barmherzigen Samariters hinsichtlich ihrer situationsbezogenen, helfenden Unterstützung gegenüber Menschen, die diese brauchen, aufgearbeitet. Im Besonderen soll der Blick für das Verständnis der verschiedenen Rollen, ihre Beziehung zueinander und die Institutionalisierung der Sorge um den Anderen geschärft werden. Die im Gleichnis erläuterte biblische Nächstenliebe fand ihren Ausdruck in der theologisch-ethischen Reflexion sowohl in einer Moral der Barmherzigkeit und Güte als auch im Prinzip der Solidarität, mit dem die Prinzipien der Personalität und Subsidiarität eng verbunden sind. Die Liebe zählt neben dem Glauben und der Hoffnung zu den drei theologischen Tugenden, weshalb sich die tugendethische Sicht auf sie bezieht. Bezüglich der medizinethischen Begründung der Palliative Care soll auf die sich im klinischen Alltag weitgehend etablierten, von Beauchamp und Childress (2001) formulierten vier Prinzipien, Autonomie, Fürsorge, Nichtschaden und Gerechtigkeit, eingegangen werden. Da sie in der konkreten Situation untereinander in Konflikt geraten können, wird die Menschenwürde als ein oberes Leitprinzip vorgestellt. Sie markiert damit auch die Grenze einer Güterabwägung. Der dritte Teil bearbeitet im Rahmen einer medizinisch-ethischen Auseinandersetzung mit einzelnen Aspekten der Palliative Care die Kommunikation und die Arzt-Patient-Beziehung, die palliative Sedierung sowie das seelsorgerliche Engagement in der Palliative Care. Wie sich die Palliative Care heute konkretisiert und welche Postulate noch offen sind, ist Bestandteil des Abschlussteiles zur Implementierung der Palliative Care.

Ziel ist es, Palliative Care als ein umfassendes, integratives Konzept darzustellen, das neben körperlichen Symptomen auch psychische, soziale und spirituelle Aspekte des kranken Menschen berücksichtigt, verschiedene Disziplinen medizinischen Handelns verbindet sowie einen ethisch berechtigten und geforderten Stellenwert in der modernen Medizin, im Gesundheitswesen und Sozialstaat einnehmen soll. In individual- und sozialethischer Hinsicht gilt es, die relevanten Aspekte der Palliative Care herauszustreichen; dies ganz im Dienste des kranken Mitmenschen, der ein Recht und einen Anspruch auf ein menschenwürdiges Dasein bis zuletzt hat.[1]

---

[1] Die im Text verwendeten Abkürzungen richten sich nach den Angaben in: Lexikon für Theologie und Kirche (LThK). Nachträge, Register, Abkürzungsverzeichnis, Bd. 11, hrsg. v. Kasper, Walter et al., Freiburg i. Br. u. a. ³2001.

1.2 Die Idee der Palliative Care und ihre Geschichte

1.2.1 Ursprünge der modernen Hospizidee

Die moderne Hospizidee und ihre Umsetzung sind vom Kerngedanken her nicht neu. Hospize, vom lateinischen Wort ‚hospitium' (für ‚Herberge' bzw. ‚Gastfreundschaft') im 19. Jahrhundert eingedeutscht, haben ihre Vorläufer in der Antike. Aus einer karitativen Motivation und Verpflichtung heraus kümmerten sich besonders Christen um Notleidende und Kranke, anfänglich bei diesen zu Hause und, nachdem das Christentum zur Staatsreligion wurde, in öffentlich zugänglichen Häusern, sogenannten Xenodochien oder Fremdenherbergen. So kam es zur Institutionalisierung. Die Häuser standen allen Hilfsbedürftigen, Reisenden und Pilgern offen. Durch Mönchsorden entstanden im Mittelalter viele Pilgerherbergen. Doch wurden die Gäste wahrscheinlich kaum bis zu ihrem Tode betreut (Seitz & Seitz 2003: 18). Es bildeten sich neue Ordensgemeinschaften, wie z.B. der Johanniterorden, sowie Bruderschaften, die sich besonders in diesen Dienst stellten.

Reformation und Säkularisierung führten zu einer Verbürgerlichung der Hospize. Oft wurden Ratsherren ehrenamtliche Pfleger und Vorsteher dieser Einrichtungen (Seibert 2000). Persönlichkeiten gründeten neue Hospize und Gemeinschaften, so Vinzenz von Paul die Caritasbruderschaft, aus der die Barmherzigen Schwestern, die Filles de Charité, hervorgingen (Seitz & Seitz 2003: 39–40). Die Zeit von Mitte des 19. Jahrhunderts bis zum Anfang des 20. Jahrhunderts war geprägt von Migration, Landflucht und Industrialisierung. Für Arbeit und Ausbildung suchende Menschen wurden soziale Einrichtungen gebaut. Aus ihnen entstanden oft die neueren Christlichen Hospize. Um sich von Gasthöfen abzugrenzen, wurden sie bewusst ‚Hospiz' genannt.

Eine wirkungsgeschichtlich wichtige Institution waren die Irish Sisters of Charity, gegründet durch die bei den Filles de Charité in Frankreich ausgebildete Mary Aikenhead. Die Irish Sisters of Charity eröffneten 1879 das erste Hospiz in Dublin und realisierten gleichzeitig einen Neuansatz: Sterbenden soll ein eigenes Haus zur Verfügung stehen, in dem sie wie im Spital, doch in einer ruhigeren, von freundschaftlicher Gastlichkeit geprägten Atmosphäre gepflegt würden. Der Name ‚Hospiz' wurde in Anlehnung an die mittelalterlichen Hospize und im

Bewusstsein gewählt, dass der Tod als Beginn einer Reise, eines Durchgangs, und nicht als Ende verstanden wurde: eine Raststätte auf der Pilgerreise ins Heilige Land (Seitz & Seitz 2003: 67–68). In London eröffneten die Irish Sisters of Charity 1902 das St. Joseph's Hospice. Dort arbeitete Cicely Saunders und erhielt wichtige Impulse für ihr umfassendes Konzept einer hospizlichen Betreuung (Pichlmaier 1998). Nach Pleschberger begründen diese frühen Formen der Hospize einen „konzeptionellen Eckpfeiler der Hospizbewegung: Sie vermitteln als zentrale Idee ein Verständnis vom Leben als einer Reise mit dem Ziel ersehnter Ruhe und Glückseligkeit. Und sie gründen auf der Bedeutung von Gastfreundschaft, die allen zukommt, weshalb Hilfe Suchende als ‚Gäste' aufgenommen werden" (2007: 44).

Mit der Eröffnung des St. Christopher's Hospice 1967 in London, dem ersten, auf dem Konzept von Saunders beruhenden, modernen Hospiz, wird allgemein der Beginn der modernen Hospizbewegung datiert. Obwohl im Zusammenhang mit der modernen Hospizbewegung oft auf die Verbindung zu mittelalterlichen Hospizen verwiesen wird, sind solche Kontinuitäten medizinhistorisch nicht eindeutig belegt (Eschenbruch 2004). Die Entstehung der modernen Hospizbewegung Mitte der 50er Jahre des letzten Jahrhunderts fiel in eine Zeit, als sich „erster öffentlicher Unmut über den Umgang der modernen Medizin mit dem Tod" (Eschenbruch 2004: 1265) bemerkbar machte. Der modernen Medizin wurde Machbarkeitswahn, Todesverdrängung und ein unwürdiger, weil technisierter, anonymer und abschiebender Umgang mit den Sterbenden vorgeworfen. Ob dies den Realitäten entsprach, sei trotz der kurzen Zeit kaum mehr zu klären. Zwar gebe es glaubwürdige Erfahrungsberichte von Betroffenen, doch könne kaum davon ausgegangen werden, dass die Medizin beziehungsweise die dort Tätigen pauschal inhuman gehandelt hätten. Vielmehr brachte die moderne Medizin grosse Heilungserfolge. Möglicherweise wirkten Angst vor der neuen Medizintechnik oder eine verklärende Romantik über vergangene Zeiten mit. Doch bildete diese öffentliche Meinung, nebst den charismatischen Leitfiguren Cicely Saunders und Elisabeth Kübler-Ross, eine wichtige Voraussetzung, dass sich die moderne Hospizbewegung in diesem Ausmasse etablieren konnte. Als zweite Voraussetzung sieht Eschenbruch die Erfolge der modernen Medizin in Diagnostik und Therapie. Sie erlaubten erst, dass das Sterben zu einer eigenen, längeren Lebensphase wurde. Damit konnte es zum „Gegenstand von Hospizarbeit" werden.

Während sich Saunders „nie gegen die moderne Medizin oder Gesellschaft vereinnahmen liess, sondern diese eher weiterentwickeln und verbessern wollte", hätten die Schriften von Kübler-Ross auch einen „missionarischen Zug, der sich gegen eine angebliche Verdrängung des Todes in der Gesellschaft wandte" (Eschenbruch 2004: 1266). Gemäss Eschenbruch wird die gesellschaftliche Todesverdrängung wissenschaftlich kontrovers beurteilt. Doch hat Kübler-Ross aufgrund ihrer Gespräche mit Sterbenden das Thema Sterben und Tod öffentlich gemacht, ein Modell der Sterbephasen aufgestellt und auf das in Sterben und Tod liegende Potenzial bezüglich Reifung und Selbstverwirklichung der Lebenden hingewiesen.[2]

1.2.2 Cicely Saunders (1918–2005)

Cicely Saunders verkörperte selbst den von ihr geforderten interprofessionellen Kontakt und multiprofessionellen Zugang zu Patienten und Patientinnen. Zwar wollte sie Philosophie, Politik und Ökonomie studieren, doch der Ausbruch des Zweiten Weltkriegs veranlasste sie, sich zur Krankenschwester auszubilden. Aufgrund ihrer Rückenbeschwerden wurde sie Sozialarbeiterin, arbeitete aber weiterhin im Spital. Besonders wandte sie sich den unheilbar Kranken und Sterbenden zu. Ein Schlüsselerlebnis wurde 1947/48 die Begegnung mit dem aus dem Warschauer Ghetto geflüchteten und an Krebs erkranktem David Tasma (Pleschberger 2007: 25). Ihn begleitete sie bis zu seinem Tod. Die Gespräche mit ihm, seine Bedürfnisse und ihre Erfahrung in der Betreuung sterbenskranker Menschen im Spital bildeten den Ausgangspunkt für die Hospizidee. Um ihr Christsein überzeugt zu leben, engagierte sich Saunders neben ihrer Tätigkeit als Sozialarbeiterin im St. Luke's Home for the Dying Poor (Seitz & Seitz 2002: 70). Schliesslich studierte sie Medizin, um den Patienten noch besser helfen zu können.

Bereits während ihrer Studienzeit und danach als Ärztin arbeitete sie im St. Joseph's Hospice. Sie revolutionierte die Schmerzbehandlung, indem sie z. B. die Abstände der Morphingaben soweit verkleinerte, dass die Patienten auch weniger von der Angst vor den Schmerzen

---

2   Vgl. Kübler-Ross 2001. Die amerikanische Originalausgabe erschien 1969 unter dem Titel „On Death and Dying".

geplagt wurden. Von Saunders stammt der für das Konzept Palliative Care wichtige Begriff „Total Pain" (Saunders & Baines 1991: 14–19). Er soll die Mehrdimensionalität des Schmerzes ausdrücken. Konkret setzte Saunders das Konzept einer umfassenden Behandlung und Betreuung von unheilbar Kranken und Sterbenden zum ersten Mal 1967 mit der Gründung des St. Christopher's Hospice um. Wie andere Hospize in England verstand es sich immer auch als Forschungs- und Ausbildungszentrum. Die Hospize wurden ausserhalb der Regelversorgung und in eigenen Häusern geführt. Nur so glaubte man, ein Umdenken im Umgang mit Sterben und Tod herbeiführen zu können. Dabei war es Saunders ein Anliegen, nicht nur in professioneller Hinsicht die Betreuung Sterbender zu verbessern, sondern die ganze Bevölkerung aktiv in diese Aufgabe einzubinden. Saunders blieb nicht bei der organisatorischen Form eines Hospizes. Sie baute ihr Konzept mit einem an das St. Christopher's Hospice angegliederten ambulanten Hospizdienst aus und 1978 wurde das erste Beratungsteam (Palliative Care Support Team) in einem Spital eingerichtet.

In der Planungszeit des St. Christopher's Hospice fand im britischen Parlament eine Debatte über die Legalisierung der Tötung auf Verlangen bei Schwerstkranken statt. Saunders stellte sich explizit dagegen. Sie hob, auch im Bewusstsein der Gefahr eines gesellschaftlichen Drucks auf Schwerkranke, die Notwendigkeit einer professionellen und empathischen *terminal care* hervor (Seitz & Seitz 2002: 71–72).

Cicely Saunders hatte einen christlichen Hintergrund. Wie viele andere auch, trug ihr Hospital den Namen eines Heiligen. Ihr war wichtig, dass ihr Betreuungskonzept allen Menschen zu Gute kommt. Dazu brauchten ihres Erachtens die Hospize keine christliche Begründung. Notwendig sei es aber, eine philosophische Grundlage zu haben, auf die man sich in Zeiten der Verzweiflung berufen könne und die einen eine Begründung der täglichen Arbeit gebe.[3]

---

3   Vgl. Pleschberger 2007: 26. Pleschberger bezieht sich auf ein Interview mit Cicely Saunders.

1.2.3 Ausprägung des Begriffs ‚Palliative Care'

Die Entstehung der modernen Hospizbewegung und die Ausprägung des Begriffs ‚Palliative Care' sind eng miteinander verknüpft. Erstmals fasste 1990 die Weltgesundheitsorganisation WHO verschiedene konzeptionelle Grundlagen der modernen Hospizidee, wie sie von einzelnen Personen, allen voran der Engländerin Cicely Saunders, entfaltet und umgesetzt wurden, unter dem Begriff ‚Palliative Care' zusammen (WHO 1990). Seitdem trägt die WHO wesentlich zur weltweiten Verbreitung der Palliative Care bei. Doch die Prägung des Begriffs ‚Palliative Care' vollzog sich bereits im Zuge der Ausbreitung der Hospizidee: Er geht auf den kanadischen Onkologen Balfour Mount zurück, der, ausgehend von seinen Erfahrungen am 1967 von Cicely Saunders gegründeten St. Christopher's Hospice, 1974 eine Palliativstation am Royal Victoria Hospital in Montreal aufbaute. ‚Palliative Care' fand für das Konzept der Hospizidee in der Folge weltweit die grössere sprachliche Akzeptanz als der Ausdruck ‚hospice' (Doyle & Barnard 2004: 1969–1970).

Die Rezeption und die Umsetzung der modernen Hospizidee waren und sind von kulturellen, sozialen und gesundheitspolitischen Bedingungen eines Landes abhängig. In Deutschland beispielsweise etablierte sich die Hospizbewegung als eine Bürgerbewegung, die der zur Grundidee gehörenden ehrenamtlichen Mitarbeit und der wenigstens teilweise von staatlichen und öffentlichen Institutionen unabhängigen Finanzierung der Hospize über Spendenbeiträge ein besonderes Augenmerk zumisst. Sie entwickelte sich im Sinne eines Zwei-Säulen-Modells neben der hauptsächlich professionell und medizinisch ausgerichteten Palliativmedizin: ein nicht ganz spannungsfreies Nebeneinander (Seitz & Seitz 2002: 216). Auch musste die moderne Hospizbewegung in Deutschland im Gegensatz zu anderen westlichen Staaten grosse Startschwierigkeiten hinnehmen, was Oliver und Dieter Seitz wie folgt erläutern:

> Sowohl die Etikettierung von Hospizen als „Sterbekliniken" als auch die inhaltliche Nicht-Auseinandersetzung mit Hospiz-Positionen führte zu einem Negativ-Image. Ungerechtfertigterweise geriet die moderne Hospizarbeit sogar in die Nähe der nationalsozialistischen Euthanasie-Praxis (2002: 219).

Mittlerweile wurde ‚Palliative Care' weitgehend zum international anerkannten Fachbegriff, auch wenn das Verständnis über Inhalt und

Umsetzung auseinandergeht (Steffen-Bürgi 2007: 31). Im medizinischen Kontext meint der englische Ausdruck ‚Palliative Care' mit ‚Palliative' grundsätzlich die Linderung von Schmerzen und anderen Beschwerden, die mit einer Krankheit verbunden sind. Das Ziel der Behandlung und Betreuung ist aber nicht mehr die Heilung der Krankheit. Trotzdem sind, sofern sie der Linderung und Lebensqualität dienen, auch bei einer palliativen Behandlung kurative, also heilende Massnahmen zur Symptomkontrolle einbezogen. ‚Palliative', vom lateinischen Wort ‚pallium' abstammend, bedeutet ‚Mantel'. So gesehen meint Palliative Care einen Mantel, den das Betreuungsteam dem Patienten hinhält, damit er hineinschlüpfen kann. Wenn er dies nicht mehr selbstbestimmt tun kann, soll ihn der Mantel gemäss seinem mutmasslichen Willen in einer schützenden Weise umhüllen. Das englische Wort ‚Care' kann sowohl substantivisch wie verbal gebraucht werden. Neben Kummer, Sorge und Unruhe bedeutet es Sorgfalt, Achtsamkeit, Schutz, Pflege, Betreuung sowie Interesse und Anteilnahme.[4] ‚Care' vermag somit sowohl die Befindlichkeit des Patienten wie auch die Haltung und Tätigkeit der *caregivers* zu umschreiben.

Nachdem die Hospizidee im angelsächsischen Sprachraum zuerst mit ‚Hospice Care' und ‚Terminal Care' bezeichnet wurde und damit vor allem die Betreuung von Sterbenden in Hospizen ausdrückte, wurde 1995 der Begriff ‚Palliative Care' übernommen. Später tauchte die Frage auf, ob anstelle von ‚Palliative Care' die Bezeichnung ‚Supportive Care' treten soll. Dieser Begriff fand vor allem in der Onkologie Verwendung. Er war jedoch spezifischer und meint alle unterstützenden Massnahmen, die nicht unmittelbar mit der Behandlung des Tumors zusammenfallen. Auch bezieht er sich nicht nur auf unheilbare Patienten und ihre Angehörigen in der letzten Lebensphase (Steffen-Bürgi 2007: 34–35). 1987 fand das Konzept der Hospizidee, zu dem ein Forschungs- und Ausbildungsauftrag gehören, durch das Royal College of Physicians die Anerkennung als Subdisziplin der Inneren Medizin. So nennen sich Ärzte und Ärztinnen, die in „specialist palliative care services" tätig sind „palliative medicine physicians" und Pflegefachkräfte „palliative care nurses" (Doyle & Barnard 2004: 1970).

---

4   Vgl. Art. ‚care' in: Langenscheidts Enzyklopädisches Wörterbuch der englischen und deutschen Sprache, Teil I Englisch-Deutsch, Bd. 1, hrsg. v. Springer, Otto, Berlin u. a. ^{5}1978, 214.

Nach Radbruch et al. hat sich im deutschen Sprachgebrauch keine Trennung zwischen ‚Palliative Care' und ‚Palliative Medicine' ergeben. Unter dem Verständnis von ‚Palliative Care' beziehungsweise ‚palliativer Betreuung' als den Bemühungen des ganzen Teams, eingeschlossen jenen der Ärzte und Ehrenamtlichen, dürfe somit „Palliative Care mit Palliativmedizin gleichgesetzt werden" (Radbruch et al 2007: 3). Als weitgehend anerkannte Oberbegriffe setzen sich in der Schweiz und in Österreich zunehmend die Begriffe ‚Palliative Care' beziehungsweise ‚Palliativversorgung' durch. In Deutschland hingegen hält sich die historisch gewachsene Unterscheidung zwischen ‚Palliativmedizin' und ‚Hospizdienst'. Dies geschieht auch aus der Befürchtung heraus, die Medizin könnte zu dominant sein und ursprüngliche Intentionen der Hospizidee könnten verlorengehen (Pleschberger 2007: 27).

In der Schweiz organisierten 1986 Dr. Rapin und sein interdisziplinäres Team von der Geriatrischen Universitätsklinik in Genf eine erste Veranstaltung mit dem Titel „Palliative Care – Mythos oder Wirklichkeit?". Zwei Jahre später wurde in Lausanne die Schweizerische Gesellschaft für Palliative Medizin gegründet. Auch wenn ihr anfänglich vor allem Mitglieder aus der Ärzteschaft angehörten, waren von Anfang an Pflegefachpersonen dabei. Sie stand zudem Fachleuten aus anderen Berufen offen. Gerade um ihre Bedeutung und jene der Pflege im Zusammenhang mit der Palliative Care zu stärken, nannte sich die Gesellschaft ab 1995 Schweizerische Gesellschaft für Palliative Medizin, Pflege und Begleitung (SGPMP). Seit 2006 bildet dieser Name den Untertitel und die Gesellschaft nennt sich ‚palliative ch'. In verschiedenen Regionen der Schweiz gibt es Sektionen. Die Gesellschaft ist Mitglied der 1988 gegründeten Europäischen Gesellschaft für Palliative Betreuung (EAPC).

2. Das Konzept Palliative Care

Palliative Care versteht sich als ein medizinisches Konzept im weitesten Sinne. Indem es eine möglichst umfassende Behandlung, Betreuung und Begleitung von kranken Menschen und ihren Angehörigen, für die Angehörigen in ihrer Trauer auch über den Tod hinaus, gewährleisten möchte, spricht Palliative Care verschiedene Dimensionen des Menschseins an: die somatische, psychische, soziale und spirituelle Dimension. Demzufolge sollen Patienten und Patientinnen in einer palliativen Situation und ihre Angehörigen von einem Team mit Vertretern der Kerndisziplinen Medizin, Pflege, Sozialarbeit und Seelsorge betreut werden.

Dieses umfassende Betreuungskonzept hat seine medizinischen Vorläufer. Es steht neben anderen medizinischen Konzepten und kommt auch nicht in jedem Krankheitsfall zur Anwendung.

2.1 Medizinische Konzepte in ihrer geschichtlichen Entwicklung

Heute rücken die Prävention von Krankheiten, die Gesunderhaltung, die Palliation von nicht heilbaren Krankheiten und ganzheitliche Betrachtungen vermehrt ins Blickfeld von Medizin und Gesellschaft. Bereits in früheren Epochen stand der Einklang des Menschen als Mikrokosmos mit der Natur als Makrokosmos zur Bewahrung der Gesundheit im Vordergrund. In der Antike mass man der Verbindung von Mensch und Natur sowie einer von der Natur und Kultur gezeichneten, sinnlich-sittlichen Lebensführung grosses Gewicht bei. Das Konzept beinhaltete ein „universales kosmologisches Schema von Elementen, Qualitäten, Säften, Organen, Temperamenten, Tages- und Jahreszeiten" (Engelhardt 1998: 109). Viele Krankheiten konnten nicht geheilt werden, sodass sich medizinisches Handeln auf die Linderung und Begleitung konzentrierte. Therapeutisch setzte man vor allem die Diätetik ein. Im Zentrum der Aufmerksamkeit stand die bewusste Handhabung von „Licht und Luft, Essen und Trinken, Bewegung und Ruhe, Schlafen und Wachen, Ausscheidungen, Affekte" (Engelhardt 1998: 109). Dieses Konzept der Diätetik blieb bis ins 18./19. Jahrhundert mehr oder weniger bestehen. Vom Verständnis der Krankheit als einer von der Natur abgewichenen und gestörten Harmonie der Körpersäfte war die daraus entwickelte Humoralpathologie immer Ausdruck einer den Ort und die Zeit berücksichtigenden, vom Kranken persönlich dargestellten Gesundheitsstörung. Die Krankheit konnte nicht „vom leidenden Subjekt losgelöst" (Labisch & Paul 1998: 633) beurteilt werden.

Der Humoralpathologie begegnet man bis ins Mittelalter. Die kosmologische und anthropologische Sichtweise von Gesundheit und Krankheit wurden im christlichen Mittelalter in der theologischen Deutung auf das Jenseits bezogen. In ihrer heilsgeschichtlichen Bedeutung waren sie mit dem Menschen in den eschatologischen Lauf der Welt vom Paradies über die irdische Existenz bis zur Auferstehung nach dem Tod eingebettet. Jeder Übergang vom Kranksein zum Gesundsein wurde als ein Nachvollzug dieses Prozesses verstanden. Hinter dem Kranken wurde das Leiden Christi gesehen, hinter dem Arzt die Repräsentanz von Christus. Leiden und Krankheit wurden als zur menschlichen Existenz gehörend betrachtet. Sie sollten gelindert oder geheilt werden, immer im Bewusstsein, dass es im irdischen Leben keine vollkommene Gesundheit gibt, jedoch eine Hoffnung auf das individuelle Heil jenseits des Diesseits in der Auferstehung. Der Körper als Sitz der Seele sollte gepflegt werden. Die Barmherzigkeit und die klassischen und christlichen Tugenden sollten den Kranken, den Arzt und die menschliche Umwelt in ihrem Verhalten in Krankheit und Gesundheit leiten (Engelhardt 1998: 110–111).

Doch bereits mit der Neuzeit beginnt eine zunehmende Verweltlichung und Diesseitsorientierung. Säkulare Sinngebungen, Individualität, Vernunft, Freiheit und Autonomie rücken nach und nach in den Vordergrund. Industrialisierung und Wissenschaft bekommen vorab im Verlauf des 19. Jahrhunderts eine grosse Bedeutung und das Verständnis von Natur und Mensch ändert sich entsprechend. Die metaphysische Dimension der Natur verliert sich. Die Medizin als Wissenschaft bleibt davon nicht unberührt und ist ab dem 19. Jahrhundert von einem naturwissenschaftlich-analytischen Krankheitsverständnis geprägt worden. Nicht mehr der Kranke als leidende Person in einem soziokulturellen Kontext steht im Mittelpunkt, sondern seine empirisch beschreibbaren körperlichen Befunde, die mit Hilfe nosologischer Systeme einer Krankheit zugeordnet werden. Die Erfassung pathologischer anatomischer, biochemischer und -physikalischer Parameter soll erlauben, die Symptome eines Leidens auf eine klare, im Organsystem lokalisierbare Ursache zurückzuführen. Mit einem solchen „Maschinenmodell des Körpers" wird dieser zum primären Bezugspunkt der Medizin, die ihre Therapie auf das Wiederherstellen der „Maschine Mensch" richtet, um sie wieder zum Funktionieren zu bringen (Labisch & Paul 1998: 631, Uexküll & Wesiack 2003: 4–6).

Im Verlaufe des 20. Jahrhunderts erkannte man erneut die Bedeutung seelischer und sozialer Einflüsse auf das Krankheitsbild eines Menschen. Hinzu kommt, dass das im Zusammenhang mit den Beschwerden gezeigte Verhalten und deren Kommunikation durch den Patienten biografisch und religiös-kulturell geprägt sind. Im Bewusstsein der Mehrdimensionalität einer Krankheit und weil das Leben eines Menschen nicht auf physikalische beziehungsweise chemische Vorgänge reduziert werden kann, wurde das biomedizinische Krankheitskonzept zunächst mit dem psychosomatischen und schliesslich dem bio-psycho-sozialen Modell von Krankheit ergänzt. Letzteres geht wesentlich von der Zeichen- beziehungsweise Symbollehre, der Kommunikation und Beziehung aus. Das Verhältnis zwischen Patient und Medizin ist bestimmt von drei Geschichten, der Geschichte einer Krankheit, eines Kranken und einer Arzt-Patient-Beziehung (Uexküll & Wesiack 2003, Engel 1977).

> Dieses Modell, das den Menschen in seiner individuellen Wirklichkeit als Einheit des Überlebens beschreibt, kann den Ausgangspunkt für eine Heilkunde bilden, die den psychophysischen Dualismus überwindet. Eine sprechende Medizin, die gemeinsame Wirklichkeiten zwischen Ärzten und Patienten zu konstruieren weiß, ist nicht allein ein Gebot der Humanität. Sie ist zugleich der Weg, die dualistischen Idiosynkrasien der Heilkunde in Theorie und Praxis zu überwinden (Uexküll & Wesiack 2003: 42).

Angesichts des Bedürfnisses gerade von schwer Erkrankten und sterbenden Menschen letzte Fragen über Sinn, Leben, Sterben und Tod zu stellen, ist in der Palliative Care schliesslich das bio-psycho-soziale Konzept um die spirituelle Dimension erweitert worden.

2.2 Definitionen von Palliative Care

Die Europäische Gesellschaft für Palliative Care (EAPC) stellte 1989 eine Definition von ‚Palliative Care' auf, die weitgehend Eingang in die erste *Definition der WHO von 1990* fand.[5] Die WHO bestimmt hier als ‚Palliative Care' die

> aktive, ganzheitliche Sorge und Betreuung *(active total care)* für Patienten, deren Erkrankung nicht mehr auf eine kurative Behandlung *(curative treatment)* anspricht. Die Kontrolle von Schmerzen, anderen Symptomen und von psychischen *(psychological)*, sozialen *(social)* und spirituellen *(spiritual)* Problemen hat eine herausragende Stellung. Das Ziel der Palliative Care ist die Erreichung der bestmöglichen Lebensqualität für die Patienten und ihre Familien.

Im Weiteren wird erwähnt, dass viele Aspekte der Palliative Care bereits in einem früheren Stadium der Krankheit, noch zusammen mit einer spezifischen Behandlung gegen die Krebserkrankung *(anticancer treatment)*, zum Zuge kommen können. Radio- und Chemotherapie sowie chirurgische Massnahmen hätten in der Palliative Care Platz, sofern ihr Gewinn zur Linderung der Symptome die Nebenwirkungen klar überwiege. Untersuchungen *(investigative procedures)* seien auf ein Minimum zu beschränken. Als Grundsätze von Palliative Care werden genannt (WHO 1990: 11):

- Palliative Care bejaht das Leben und betrachtet Sterben als einen normalen Prozess.
- Weder beschleunigt Palliative Care den Tod noch verzögert sie ihn.
- Palliative Care bemüht sich um Linderung von Schmerzen und anderen belastenden Symptomen.
- Palliative Care integriert die psychischen, sozialen und spirituellen Probleme des Patienten.
- Palliative Care bietet ein Unterstützungssystem, um Patienten zu helfen, bis zu ihrem Tod möglichst aktiv zu leben.

---

5   Vgl. EAPC 1989, revidiert 1998, elektronisch veröffentlicht in: www.eapcnet.org/about/definition.html, abgerufen am 16.06.2008; WHO, 1990, 11; Vgl. dazu auch Steffen-Bürgi 2007: 36.

- Palliative Care bietet ein Unterstützungssystem, um Angehörigen der Patienten während deren Erkrankung wie auch in ihrer eigenen Trauer bei der Bewältigung zu helfen.

Im Jahr *2002* passte die *WHO* ihre *Definition* an (WHO 2002, Steffen-Bürgi 2007: 33). Während in jener von 1990 vor allem Patienten mit einer nicht mehr kurativ behandelbaren onkologischen Krankheit und die Kontrolle *(control)* der multidimensionalen Beschwerden im Blickfeld waren, wird Palliative Care nun verstanden als ein

> Ansatz *(approach)* zur Verbesserung der Lebensqualität von Patienten und Angehörigen, wenn sie von Problemen im Zusammenhang mit einer lebensbedrohenden Erkrankung *(life-threatening illness)* betroffen sind. Dies geschieht durch Prävention und Linderung von Leiden *(suffering)* mittels Früherkennung *(early identification)* und einwandfreiem Assessment *(impeccable assessment)* sowie Behandlung *(treatment)* von Schmerzen und anderen physischen, psychosozialen und spirituellen Problemen.

Gegenüber 1990 werden drei weitere Grundsätze hinzugefügt:

- Die Palliative Care versteht sich als *team approach*, um dem indizierten Unterstützungsbedarf der Patienten und ihrer Familien gerecht zu werden.
- Sie strebt die Verbesserung der Lebensqualität an und kann auch eine positive Beeinflussung des Krankheitsverlaufes beinhalten.
- Sie wird früh im Verlauf der Krankheit, zusammen mit Therapien, deren Intention die Lebensverlängerung ist, angewendet und schliesst diagnostische Massnahmen bei belastenden Symptomen und Komplikationen ein.

Das Wort ‚Kontrolle' kommt in der Definition von 2002 nicht mehr vor. Dies wird unter anderem darauf zurückgeführt, dass im Zusammenhang mit der Kontrolle von Schmerzen und insbesondere Leiden Fragen auftauchen, die den Menschen in seinem Wesen betreffen. Angesprochen sind die Leidfähigkeit des Menschen und die menschheitliche Erfahrung, dass Leiden nie vollständig kontrollierbar oder gar gänzlich eliminierbar ist, auch nicht durch die moderne Medizin. Die sogenannte Medikalisierung des Leidens erzeugt teilweise bei den Patienten eine nicht erfüllbare Erwartungshaltung, mit der die Medizin, insbesondere die Palliative Care, neu umzugehen hat. Wichtig in der neuen Definition ist der Hinweis, dass *alle* Patienten mit einer schweren, das Leben bedrohenden Krankheit, also nicht nur Krebs, von Anfang an *auch* in einer palliativen Versorgungssituation sind. Der Verlauf wird zeigen, wann und in welchem Ausmass präventive, kurative, rehabilitative und/oder palliative Massnahmen indiziert sind. Oft sind im klinischen Alltag die Grenzen, gerade zwischen kurativer und palliativer Behandlung, nicht so klar zu ziehen. So lässt sich sagen, dass das ursprüngliche Phasenmodell, in dem die palliative Medizin erst zum Zuge kam, wenn eine kurative Therapie nicht mehr zur Verfügung stand oder sinnlos wurde, durch ein integriertes Modell abgelöst wurde (Steffen-Bürgi 2007: 34).

Die Palliative Care ist auch nicht nur für sterbende Patienten von Bedeutung. Dort ist sie aber am Wichtigsten. Nach der WHO-Definition bleibt dabei offen, in welcher Form und in welcher Organisation die Palliative Care zur Anwendung kommt. Dies können stationäre wie Palliativstationen in einer Klinik, Hospize oder Pflegeheime, sowie ambulante Einrichtungen wie Tageskliniken, spezialisierte Ambulatorien oder ein palliativer Brückendienst für Hausärzte und Spitexdienste sein, genauso wie die unterstützte Betreuung zu Hause.

Die *Schweizerische Gesellschaft für Palliative Medizin, Pflege und Begleitung*, die sich in der Kurzform ‚palliative ch' nennt, greift auf die Definitionen der WHO zurück und definiert in ihren Statuten die Palliative Care wie folgt:

> Die palliative Medizin, Pflege und Begleitung umfasst alle medizinischen Behandlungen, die pflegerischen Interventionen sowie die psychische, soziale und geistige Unterstützung kranker Menschen, die an einer progredienten, unheilbaren Erkrankung leiden. Ihr Ziel besteht darin, Leiden zu lindern und die bestmögliche Lebensqualität des Patienten und seiner Angehörigen zu sichern (palliativ ch 2007: Art. 3).

Diese Definition bildete (zusammen mit der WHO-Definition von 2002) auch die Basis für die Definition des Begriffs in den medizinisch-ethischen Richtlinien und Empfehlungen der Schweizerischen Akademie der medizinischen Wissenschaften zu Palliative Care (SAMW 2006). Zu bemerken ist, dass – wie in der WHO-Definition von 1990 und im Gegensatz zu jener aus dem Jahr 2002 – explizit auf die Unheilbarkeit der Krankheit verwiesen wird. ‚Spiritual' wird mit ‚geistig' übersetzt. Die Begriffe ‚Kontrolle' und ‚Probleme' kommen hingegen nicht vor. Anders als die WHO-Definition von 2002 erläutert sie die ‚umfassende'

Behandlung und Unterstützung nicht weiter. So werden z. B. die Prävention von Leiden oder die Früherkennung nicht ausdrücklich erwähnt.

Die Inhalte der „palliativen Medizin, Pflege und Begleitung" beschreibt die Definition von *palliativ ch* im gleichen Art. 3. Hier werden verglichen mit den Grundsätzen der WHO zusätzlich die „stetige Überprüfung" der am besten geeigneten Behandlungsmassnahmen, die Berücksichtigung ethischer Aspekte, vor allem „im Zusammenhang mit der individuellen Situation", sowie die Unterstützung und Weiterbildung der Mitarbeiter und Mitarbeiterinnen erwähnt.

Auf die Unabhängigkeit der Palliative Care von der Art der Krankheit, dem Alter des Patienten und dem von ihm gewählten Ort der Betreuung weist schliesslich die Definition in der Informationsbroschüre „Palliative Betreuung aus Verantwortung für schwer kranke Menschen" von palliative ch (2003) hin.

2.3 Prinzipien und Ziele von Palliative Care

Die Schweizerische Gesellschaft palliative ch beschreibt in ihren Grundsätzen und Richtlinien acht „core values" der Palliative Care (palliativ ch 2001b):

1. Symptomkontrolle, die gegenüber der Behandlung des Grundleidens Priorität hat.
2. Multidimensionalität der Betreuung, basierend auf dem bio-psycho-sozialen Modell nach G. L. Engel, erweitert durch die spirituelle Dimension.
3. Teamarbeit, die qualifiziert und koordiniert ist.
4. Empathie und Respekt, die Sterben und Tod in die klinische Praxis integrieren.
5. Autonomie und Würde unter dem Verständnis, dass Palliative Care mehr als Sterbebegleitung ist (Aufzeigen von praktischen Wegen zur Rehabilitation in nicht heilbaren Situationen, Leben bis zum Tod, Patientenorientierung, Hilfe zur Selbsthilfe).
6. Systemorientierung, sodass Umfeld und Ressourcen des Patienten in die Behandlung und Betreuung des Patienten durch das Team einbezogen sind.
7. Verfügbarkeit und Kontinuität in der Betreuung durch vernetzte Strukturen, da der Wunsch des Patienten zur Behandlung und Begleitung am Ort seiner Wahl Priorität hat.
8. Prävention und Akzeptanz von Überforderung und Belastungsgrenzen in der Betreuung.

Einen bedeutenden Stellenwert kommt in der Palliative Care der interprofessionellen Kommunikation mit den Patienten, ihren Angehörigen und den ehrenamtlichen Mitarbeitenden zu. Sie ist auf den Patienten als Person mit eigener Lebensgeschichte gerichtet, versucht seine Wahrnehmung und Einstellung zu verstehen und in Verbindung mit den je eigenen Möglichkeiten Vertrauen und Beziehung zu schaffen. So trägt sie Sorge für einen für alle möglichst guten Weg hin zu mehr Wohlbefinden. Die Kommunikation reicht bis in die Aus- und Weiterbildung der Teammitglieder und in die Öffentlichkeitsarbeit hinein. Das Ziel der Öffentlichkeitsarbeit liegt in der Information der Bevölkerung über die Palliative Care, der gesellschaftlichen Auseinandersetzung mit Krankheit, Leid, Sterben und Tod, und der Sensibilisierung für die Bedürfnisse von Schwerkranken und Sterbenden. Auch mit den Verantwortlichen in Politik und Versicherungen als Kostenträger ist das Gespräch zu suchen, damit möglichst jedem Menschen, der es braucht, eine dem Leben bis zuletzt verpflichtete palliative Behandlung und Betreuung zukommt.

Nach Pichlmaier sehen sich die Palliativmedizin und Hospizidee in ihrer Verpflichtung dem Leben gegenüber als die „wirksamste und beste Alternative zur aktiven Sterbehilfe". Er streicht „vier *Kernpunkte*" (Pichlmaier 1998: 234) heraus:

1. Im Sterben nicht alleine gelassen zu werden, sondern an einem vertrauten Ort, möglichst zu Hause, inmitten vertrauter Menschen zu sterben.
2. Im Sterben nicht unter starken körperlichen Beschwerden leiden zu müssen.
3. Letzte Dinge regeln zu können.
4. Sinnfragen stellen zu dürfen.

In der Praxis der Palliative Care etablierten sich *vier Hauptziele*. Aus ihnen folgen die hauptsächlichen medizinischen Indikationen. Diese sogenannten Palliative Care Pakete sind (Eychmüller 2008: 11):

1. Beste Möglichkeiten der Symptombehandlung und Empowerment der Selbsthilfe in der Symptombehandlung.
2. Schrittweise, selbstgesteuerte Entscheidungsfindung, konkrete Vorausplanung von möglichen Komplikationen („was machen wir wenn?").
3. Aufbau eines Sicherheitsnetzes (insbesondere auch ausserhalb des Spitals).
4. Aufbau von Unterstützungssystemen für die Familie, auch über den Tod eines Familienmitglieds hinaus.

3. Wesentliche Elemente in der Palliative Care

3.1 Gesundheit und Krankheit

Gesundheit und Krankheit sind zwei nicht absolut gegensätzliche Begriffe. Gesundheit ist nicht nur das Fehlen von Krankheit und Krankheit nicht einfach die Abwesenheit von Gesundheit. Beide weisen auch positive Gehalte auf, können als Zustände nebeneinanderstehen oder gehen ineinander über und sind vielmehr als Prozesse verstehbar. Gesundheit und Krankheit treffen sich, indem sie „gemeinsam Erscheinungen des Lebendigen" sind (Engelhardt 1998: 113). Definition und Bedeutung der beiden Begriffe können an dieser Stelle nicht ausführlich behandelt werden.[6] Hervorzuheben ist, dass sich diese Aspekte historisch im Zusammenhang mit dem medizinisch-wissenschaftlichen Fortschritt, den sozialen Rahmenbedingungen und den religiös-kulturellen Werten in der Gesellschaft verändert haben. Obwohl die Medizin seit ihrer zunehmenden naturwissenschaftlich-technischen Ausrichtung ab dem 19. Jahrhundert eine Deutungshoheit über die Begriffe von Gesundheit und Krankheit erreichte, bestimmt nicht nur die Medizin als Wissenschaft, wer krank und wer gesund ist, sondern ebenso die Gesellschaft und der einzelne Mensch – je nachdem, welche Bedeutung und welcher Wert den physisch-psychischen, geistig-seelischen und sozialen Befindlichkeiten zugemessen werden. Eine rein naturwissenschaftliche und naturalistische Sichtweise auf Gesundheit und Krankheit würde zu kurz greifen. Umgekehrt können in der Medizin auch nicht nur soziale und geisteswissenschaftliche Konstrukte mit der Erwartung einer Lösung von gesellschaftlich-sozialen und lebensweltlichen Problemen und Aufgaben einhergehen (Engelhardt 1998, Lanzerath 1998).

6 Vgl. dazu z. B. aus theologischer Perspektive und der Sicht des einzelnen Menschen und seinem gesellschaftlichen Umfeld die Darstellung zu Gesundheit und Krankheit im kulturgeschichtlichen Verlauf, unter Berücksichtigung normativer Fragen und in der biblisch-religiösen Deutung in Schockenhoff 1993, insb. 213–286.

Krankheit und Gesundheit als Schlüsselbegriffe der Medizin sind immer auch normativ. Es geht um Urteile aufgrund empirischer Phänomene, in die statistische, ideelle und individuelle Normen einfliessen. Dabei ist zwischen einem Seins- und einem Werturteil zu unterscheiden. Feststellungen und ihre Interpretationen in der Medizin haben praktische Folgen und entsprechend eine handlungsleitende Funktion, wobei sich die verschiedenen Normperspektiven ergänzen (Engelhardt 1998: 113). Der Begriff der Gesundheit enthält eine teleologische Komponente, auf die sich das Handeln in der Medizin und im Gesundheitswesen ausrichtet. In seiner Bewertung beeinflusst er das Ziel einer Behandlung, die Lebensführung des einzelnen Menschen und die Gesundheitspolitik eines Staates. Krankheit, verstanden als einen Zustand, den ein Patient als eine Störung seines Wohlbefindens wahrnimmt *und* der ihn veranlasst, beim Arzt um Hilfe, Diagnose, Heilung oder Linderung und Prävention nachzufragen, legitimiert, spezifiziert und limitiert das ärztliche beziehungsweise medizinische Handeln. Für den ärztlichen beziehungsweise medizinischen Auftrag und die entsprechende Aufgabe stellt der Begriff der Krankheit eine notwendige Bedingung dar. Ebenso ist für diesen die Bewertung einer wahrgenommenen Störung durch den Einzelnen konstitutiv. Die sich aus der Arzt-Patienten-Beziehung herauskristallisierenden Rollen vermitteln dem Kranken wie dem Arzt ihre Legitimation in der Öffentlichkeit. Das gegenüber Eigeninteressen institutionalisierte und am Wohl des Kranken orientierte Verhalten des Arztes objektiviert die subjektive Wahrnehmung und Einstellung des Individuums. Es entstehen gegenseitige Verpflichtungen zwischen Arzt und Patient, aber auch von der Gesellschaft, die diese Rollen akzeptiert, gegenüber dem Kranken und dem Arzt beziehungsweise der Medizin im Rahmen der Fürsorge und Solidarität von Gesunden gegenüber Kranken und der Gerechtigkeit (Paul 2006, Lanzerath 1998: 480–483). Eine in diesem Sinne am Krankheitsbegriff orientierte und als praktische Wissenschaft verstandene Medizin reguliert ihr Handeln über die medizinische Indikation *und* die Autonomie des Patienten. So bleibt medizinisches Handeln verantwortbar und führt weder zu einer Überforderung oder Missachtung des einzelnen Menschen in seiner Bedürftigkeit noch einer Überfrachtung von Erwartungen an die Medizin und die Gesellschaft oder den Sozialstaat für das Gelingen des persönlichen Lebens (Lanzerath 2003: 15–16).

3.2 Schmerz und Leiden

Schmerzen sind neben Schwäche, Appetitmangel, Übelkeit, Kachexie, Atemnot, und Obstipation eines der häufigsten Symptome von Patienten in einer Palliativstation (Aulbert et al. 2007: 139). Der Schmerz wird primär meist als somatisches Phänomen gesehen. Die internationale Vereinigung zum Studium des Schmerzes (IASP) definierte den akuten Schmerz als ein unangenehmes Sinnes- und Gefühlserlebnis, das mit einer aktuellen oder drohenden Gewebeschädigung verbunden ist oder mit Begriffen einer solchen Schädigung beschrieben wird. Dabei geht es um ein subjektives Empfinden und Wahrnehmen. Klagt ein Mensch über Schmerzen, gilt deshalb, dass diese Schmerzen so, wie er darüber klagt, vorhanden sind, auch wenn keine pathophysiologische oder anderweitige Ursache nachweisbar ist. Auch der akute Schmerz, dem angesichts der vorhandenen oder drohenden Schädigung eine wichtige Schutz- und Warnfunktion zukommt, ist ein mehrdimensionales Phänomen. Er besteht aus sensorischen, kognitiven, vegetativen, emotionalen und motorischen Anteilen.

Demgegenüber haben chronische Schmerzen, oft beschrieben als über sechs Monate anhaltend oder die erwartete Heilungszeit überschreitend, ihre primäre Schutzfunktion verloren (Knipping 2007: 168–169, Büche 2007: 157). Um die Dynamik und Vielschichtigkeit des Schmerzgeschehens auszudrücken, ist der Begriff ‚chronifizierter Schmerz' im Gebrauch. Hier spielen für die Definition nicht die Dauer eine Rolle, sondern „die Faktoren, die dazu beitragen, dass nach einer initialen Verletzung oder anderen Reizung des Schmerzsystems die Wiedererlangung der körperlichen, psychischen und/oder sozialen Integrität ausbleibt" (Büche 2007: 157). Gerade chronifizierte Schmerzen verbinden sich in ihrer Wechselhaftigkeit oft mit Angst, Depressivität, Erschöpfung, Hoffnungslosigkeit, Verzweiflung, Störungen des Selbstbildes und Vereinsamung. Ursächlich können in die individuelle Wahrnehmung auch spirituelle, kulturelle, soziale und psychologische Komponenten einbezogen sein. Teile der Lebensgeschichte können in der Krise der Krankheit und des Schmerzes neu und anders aufbrechen. Dies alles fasste Cicely Saunders unter den Begriff ‚Total Pain' (Saunders & Baines 1991: 14–19, 52–68). Damit deutete sie jene umfassende Dimension des Schmerzes an, in der auch Leid und Trauer angesichts der Begrenztheit des Lebens angesprochen sind.

Deshalb ist nicht nur der Sicherung einer bestmöglichen Lebensqualität durch eine optimale Therapie der Schmerzen Beachtung zu schenken, sondern es gilt auch, der Bedeutung des Schmerzphänomens für das Leben des einzelnen Kranken genügend Raum zu geben. Dazu ist es notwendig, dass das Team durch ein früh- und rechtzeitiges holistisches Assessment den Schmerz eines Patienten möglichst gut zu erfassen versucht. Mit dem Patienten und seinen Angehörigen sollen die notwendigen diagnostischen und therapeutischen Schritte getan werden, im Wissen darum, dass bei Patienten in einer palliativen Situation der Schmerz kaum völlig beseitigt werden kann. Vielmehr geht es darum, die Patienten auch darin zu unterstützen und zu begleiten, mögliche und verschlimmernde Begleitumstände wie z.B. Muskelverspannungen zu lösen oder schwierige Lebensbedingungen zu verbessern.

Das Ziel ist, dass Patienten mit ihrem Schmerz, ihrer Krankheit und ihrem Sterben möglichst gut leben können (Patientenedukation). Dies ist ihnen umso besser möglich, je mehr sie ein Gefühl der Sicherheit und Geborgenheit erfahren: die Sicherheit, dass z.B. medikamentös mit Opiaten eine wirksame Linderung von Schmerzen möglich ist, und die Geborgenheit, dass jederzeit jemand da ist.[7] Aufgrund einer Erklärung des Weltärztebundes von 1990 sind die Ärzte verpflichtet, sich mit dem Schmerz und Sterbeprozess auseinanderzusetzen und ein „Höchstmass an Schmerzbefreiung" sicherzustellen (Klaschik 1998: 241).

Schmerz, Leid und Leiden sind miteinander verknüpft und terminologisch nicht völlig voneinander zu differenzieren. Schmerz und Leid – im Englischen wird für beide Begriffe ‚pain' verwendet – haben in ihrer faktischen Wahrnehmbarkeit durch den einzelnen Menschen eine unteilbare Subjektivität. Während der Schmerz sich primär auf der biologischen Ebene als ein pathophysiologisches Phänomen zeigt, kommt im Leid, das von seiner sprachlichen Wurzel her „etwas Betrübendes oder Widrig-Fremdes" meint (Höver 1998: 585), die Bedrohung und Verletzlichkeit des Menschen in seiner Identität, Integrität und Begrenztheit als Person zum Ausdruck. In der Aussage vom Leid

---

7 Zu den statistischen Angaben: Weltweit leidet jeder zehnte Mensch an chronifizierten Schmerzen, bei Tumorpatienten sind es 50–80 %, vgl. Büche 2007: 157. Patienten mit Tumorschmerzen kann zu ca. 90 % geholfen werden, vgl. Nauck et al. 2007: 198.

sammeln sich alle negativen Widerfahrnisse, Übel und Unglück, der Menschen in der Welt und der Geschichte. Schmerz und Krankheit stellen eine unter anderen Ursachen von erlittenem Leid und Leiden dar. ‚Leiden' (engl. ‚suffering'), das etymologisch nicht mit dem Wort ‚Leid' verwandt ist, geht sprachlich auf ‚Gehen, Fort- und Durchgehen, Schweres Durchmachen' zurück. Es setzt seinen Akzent auf das Geschehen im Leid, das auch die Auseinandersetzung mit dem Erfahrenen und Erlittenen beinhaltet. So spielen Werthaltungen, Lebenseinstellungen und religiös-kulturelle Sinnzusammenhänge mit. Auch wenn das Leid immer subjektive Komponenten aufweist, isoliert und oft sprachlos und irrational macht, gewinnt es durch seine Realität für alle Menschen in dieser Welt Anschluss an eine ‚Welt des Leidens' und damit eine „Allgemeinheit nicht vergleichbarer Art" (Höver 1998: 585). Im Rahmen dieser Allgemeinheit ist das subjektive Leiden eines kranken Menschen im zwischenmenschlichen und sozialen Bereich fassbar und handlungswirksam. Das Bewusstsein, dass Schmerz und Leiden zum Menschsein und Leben gehören, darf nicht zu einer Gleichgültigkeit oder Bagatellisierung gegenüber dem Leid anderer führen.

In Anlehnung an Cassell (2004) beschreibt Peter Lack (2005: 4), woran Menschen aufgrund ihrer Schmerzen leiden. Sie leiden, wenn sie das Gefühl haben, die Schmerzen nicht mehr kontrollieren zu können, diese ausserordentlich schwer sind und ihr Ursprung nicht eruierbar ist, als auch wenn die Schmerzen chronifiziert sind und eine unklare Bedeutung aufweisen. Leiden zu lindern oder zu bewältigen sei möglich, wenn die Ursache behoben werden könne oder die persönliche Integrität des Leidenden wiederhergestellt sei. Bei chronisch und unheilbar Kranken kommt dem existenziellen Leiden ein grosser Stellenwert zu. Mögliche Wege der Begleitung und Bewältigung könnten nach Cassell das ‚zwischenmenschliche Leihen einer Kraft' sein, indem der Kranke aus der Begegnung mit anderen Menschen, die z.B. vergleichbares Leid kennen, Orientierung und Hilfe erfährt. Lack erwähnt zudem das Phasenmodell von Dorothee Sölle (1973: 91–95). Wichtig ist demnach, in Beziehung zu bleiben mit den Leidenden, um ihrer Sprachlosigkeit, ihrer Klage, Beschreibung und Deutung des Leidens mit Sorgfalt und Respekt Raum, eventuell auch Ausdruck sowie Wertschätzung und Bedeutung zu vermitteln. Um einer Banalisierung des individuellen Leidens vorzubeugen, sei von Seiten der Begleitpersonen Selbstkritik in ihren eigenen Deutungssystemen zu fordern. Mit

Robert Twycross betont Lack, dass Palliativeinrichtungen nicht primär dazu da seien, das Leiden zu beseitigen, sondern „das Beste, was sie sein könnten, sei ‚A safe place to suffer'" (Lack 2005: 6).

3.3 Sterben und Tod

Sterben und Tod gehören zum Menschen und zum Leben. Während das Sterben für den Menschen einen Prozess und lebendigen Bestandteil seines persönlichen irdischen Lebens darstellt, ist der Tod dessen unverrückbares Ende. Je nach Lebensphase und -situation nehmen wir die Konfrontation mit Sterben und Tod unterschiedlich wahr. Für ein Kind liegt in der industrialisierten westlichen Gesellschaft der Tod normalerweise weit weg. Für lebensbedrohlich erkrankte oder alte Menschen rückt er in plötzliche oder erwartete Nähe. Dank der Fortschritte in der Medizin, der besseren Hygiene und Bildung sowie des höheren Wohlstands ist bei uns die Sterblichkeit im jüngeren Alter deutlich zurückgegangen. In der Schweiz liegt die durchschnittliche Lebenserwartung bei der Geburt für Frauen im Jahr 2006 bei 84 Jahren, für Männer bei 79,1 Jahren (BfS 2008).

Die Konfrontation mit Sterben und Tod löst im Menschen Fragen, Sorge oder Angst aus. Oft wird weniger der Tod selbst als bedrängend erlebt, sondern vielmehr die Sterbephase. Es ist die Angst vor Schmerzen und unerträglichem Leiden, vor Einsamkeit und Verlassenheit, vor Abhängigkeit und Hilflosigkeit, vor Verlust von Autonomie und Würde, vor Anonymität in einer technisch-sterilen Klinikwelt. Es ist die Sorge, anderen zur Last zu fallen, die Not, lieb gewonnene Menschen oder unerfüllte Wünsche und Vorstellungen zurücklassen zu müssen. Fragen betreffen die Sorge um Angehörige, den Blick über den Tod hinaus in ein mögliches Weiterleben, in welcher Art und Weise auch immer, oder ins Leben zurück hinsichtlich einer Rechtfertigung und Sinnhaftigkeit der persönlichen Lebensführung. Mit dem Tod enden biologisch die für das Leben notwendigen Organfunktionen. Doch der Tod konstituiert auch den je einmaligen geschichtlichen Wert des Lebens einer Person. Gerade angesichts seiner Endlichkeit gewinnt es Sinn. Dieser Sinn muss nicht von einer angenommenen Unsterblichkeit der Seele oder Existenz Gottes abhängen (Vossenkuhl 2002). Religiös-kulturellen Inhalten und Ritualen kommt im Umgang mit Sterben und Tod jedoch oft eine wichtige Bedeutung zu.[8]

Biologisch betrachtet ist das Sterben ein zeitlich limitierter Vorgang, in dem die verschiedenen Organe ihre Funktion aufgeben. Zuerst ist das auf Sauerstoffmangel am empfindlichsten reagierende Organ, das Gehirn betroffen, zuerst das Grosshirn und schliesslich das Stammhirn. Kann es nicht innert Minutenfrist mit Sauerstoff versorgt werden, z.B. durch eine Reanimation, tritt unwiderruflich der Tod ein. So ist jemand tot, bei dem entweder aufgrund eines irreversiblen Herz-Kreislauf-Versagens die Durchblutung des Hirns ausgefallen ist oder, z.B. durch ein Schädel-Hirn-Trauma oder einen Hirnschlag, eine Hirnschädigung mit der gleichen Konsequenz aufgetreten ist. Während traditionell die fehlende Atmung und Herz-Kreislauf-Tätigkeit als Todeskriterien herangezogen wurden, gilt heute aus medizinischer Sicht der „vollständige und irreversible Ausfall sämtlicher Funktionen des Gehirns einschliesslich des Hirnstammes [als das] beste Kriterium des Todes" (SAMW 2005: Ziff. 1). Dies auch deshalb, weil ein vorübergehendes Herz-Kreislaufversagen grundsätzlich kompensiert und überbrückt werden kann, dies für den vollständigen Ausfall der Hirnfunktion jedoch nicht möglich ist.

In eine öffentliche, ethische und rechtliche Debatte kam das Hirntodkonzept im Zusammenhang mit der Transplantationsmedizin (Münk 2002, 2006). Das Hirntodkriterium wurde in der Schweiz auf Bundesebene im Transplantationsgesetz vom 8. Oktober 2004 festgehalten. Es wurde insbesondere erlassen, um einem Missbrauch bei Transplantationen vorzubeugen. Einen zentralen Punkt für die Gesetzgebung bildete der Grundsatz, dass es nur einen Tod gebe und dieser rechtlich für alle gleich sein müsse. Hingegen könne die Feststellung des Todes je nach Kontext unterschiedlich sein, also auch auf die traditionellen Zeichen des Herz-Kreislaufstillstandes zurückgreifen. Auf Bundesebene wird nur die Todesfeststellung im Rahmen von Transplantationen geregelt (Kuhn 2007). Mehrere Aspekte bildeten Inhalt der ethischen Debatte.

---

8 Vgl. den Überblick zur Sicht von Sterben und Tod und den Umgang damit in der naturwissenschaftlich orientierten Medizin und den drei monotheistischen Religionen bei Rey-Stocker 2006, besonders 191–229.

So können auch nach einem technisch festgestellten Hirntod für kurze Zeit spontane Herzaktionen oder reflektorische Muskelbewegungen wahrgenommen werden. Die Sicherheit in der Feststellung des Todes blieb beim Hirntodkriterium fraglicher als beim traditionellen Kriterium. Zudem bestehen mit der künstlichen Aufrechterhaltung der Herz- und Kreislauftätigkeit sichtbare Unterschiede zwischen einer „klassischen" Leiche und einem Hirntoten. So wurde der Hirntod teilweise als Anfang einer irreversiblen Sterbephase gedeutet. Als weitere Kritikpunkte wurden unter anderen ein mit dem Hirntodkriterium verbundener Zweckrationalismus, die dualistische Auflösung der leib-seelischen Ganzheit des Menschen oder die Betonung einer „Vorrangstellung der intellektuellen, rationalen und voluntativen Vermögen des Menschen" erwähnt (Münk 2006: 201).

Was wirklich im Übergang vom Sterben in den Tod geschieht, können weder die Naturwissenschaften noch die menschliche Erfahrung klären. So sind letztlich das Sterben und der Tod die persönlichste und intimste Wegstrecke des Menschen, die jeder gehen muss. Jene Menschen, die sich z. B. aufgrund einer unheilbaren schweren Krankheit bewusst angesichts des nahenden Todes mit dem eigenen Sterben auseinandersetzen können, durchlaufen nach den Beobachtungen und Gesprächen von Elisabeth Kübler-Ross (2001: 62–186) oft, wenn auch in unterschiedlicher Ausprägung oder Reihenfolge, fünf Phasen. Es sind dies erstens die Verweigerung, das Nicht Wahrhaben Wollen der Krankheit; zweitens der Zorn und Ärger, dass es gerade einen selbst trifft; drittens das Verhandeln, in dem zwar die Tatsache des Todes akzeptiert wird, aber, vielfach mit Gott, um mehr verbleibende Zeit verhandelt wird. In der vierten Phase kommt es zu depressiven und verzweifelten Reaktionen angesichts von Verlusterlebnissen, Schuldgefühlen oder Sorgen finanzieller oder familiärer Art. Eine zweite Form der Depression ist jene, in der sich der Kranke auf den bevorstehenden, endgültigen Abschied von allem vorbereitet. Oft ist der Betroffene still und zieht sich in seiner Trauer zurück. Diese Phase soll als wichtiger Schritt für die Zustimmung zum Sterben sein dürfen. Diese meist ruhige Zustimmung und die Hinnahme des eigenen Sterbens prägen das fünfte und letzte Stadium. Im Sinne eines Entwicklungs- und Reifungsprozesses werden die Phasen als integraler Bestandteil der Persönlichkeit jedes einzelnen Sterbenden verstanden. Für die Begleitpersonen, Ärzte, Pflegefachleute oder auch Angehörige, ist dies wichtig zu wissen, da sie sich, z.B. durch den Zorn, nicht persönlich oder in ihrer Professionalität verletzt beziehungsweise institutionell angegriffen fühlen dürfen.

Derartige Reaktionen sind möglicher Ausdruck der zwischenmenschlichen und sozialen Dimension von Sterben und Tod. Zwar stirbt jeder Mensch seinen eigenen Tod. Doch immer sind davon auch andere Menschen, Angehörige, Freunde, professionelle Wegbegleiter und -begleiterinnen im Spital, Heim oder in spitalexternen Diensten, und ihre Beziehung zu den Sterbenden betroffen; sei es, weil sie selbst von einem Teil ihrer Lebensgeschichte Abschied nehmen müssen, sei es, weil sie mit ihrer eigenen Sterblichkeit und dem Umgang mit Sterben und Tod in der Öffentlichkeit konfrontiert sind. Mitunter kann es eine fast unerträgliche Spannung bedeuten, angesichts des Todes den Schmerz und das Leid als unvermeidliche Phänomene des Sterbens wahrzunehmen, die bis zu einem gewissen Grade gelindert werden können, letztlich aber als Bestandteile des je eigenen Lebensweges auszuhalten und zu akzeptieren sind. Wie Menschen Sterbenden begegnen, hängt wesentlich von ihrer Haltung und Einstellung zu Sterben und Tod ab. Jede Zeit, jede Gesellschaft sucht ihren Umgang mit Sterben und Tod.[9] Exemplarisch erwähnt sei das Spätmittelalter, wo die Anerkennung der Autorität Gottes als Herr über Leben und Tod (vgl. Dtn 32,39), das Weiterleben der Seele im Jenseits und die Angst vor einer möglichen ewigen Verdammnis selbstverständlich waren. Die Menschen damals waren bedingt durch Hunger, Krieg, Seuchen, Kinder- und Müttersterblichkeit allseits vom Tod umgeben. Die entscheidende Frage, wie ich angesichts menschlicher Schwäche und Sünde einen gnädigen Gott erreichen und auf die Rettung meiner Seele hoffen kann, verschob sich im Spätmittelalter, nicht zuletzt wegen den drastischen Bussauflagen, immer mehr auf die Sterbensstunde. In einer eigens entstandenen christlichen Literaturgattung, der *ars moriendi*, vermittelten Sterbebücher Priestern und Laien, wie die christliche Kunst des Sterbens verstanden wurde, reich bebildert für jene, die nicht lesen konnten. Der Tod durfte nicht plötzlich eintreten, sondern der Sterbende sollte ihn, darauf vorbereitet, im Beisein seiner Familie in seinem Bett bewusst durchleben. Noch in dieser Stunde konnte er von seinem sündigen Leben umkehren

---

9   Vgl. dazu die auf archäologischen, literarischen und liturgischen Quellen beruhende kulturgeschichtliche Studie über die Einstellung zum Tod im Abendland bei Ariès 1995.

und Reue zeigen. Wichtig war, dass der Sterbende mit den Sakramenten der Sündenlossprechung, der Krankensalbung, damals als „letzte Ölung" verstanden, und der Hl. Kommunion, dem eigentlichen Sterbesakrament, ‚Viaticum' genannt, versehen war. Mit geistlichen Lesungen und Gebeten wollte man dem Sterbenden Trost und Hilfe im Kampf gegen die Versuchungen des Teufels geben (Berger 2005/2005b, Seitz & Seitz 2002: 33–39, Zimmermann-Acklin 1997: 31–37). Allerdings ist zu beachten, dass dieses Sterben zu Hause im Kreise der Familie, versehen mit den geistlich-rituellen Elementen, in der Literatur der *ars moriendi* beschrieben ist. Im realen Leben dürfte für die Mehrheit der Bevölkerung im Spätmittelalter ein solches sozial-religiös integriertes und befriedetes Sterben mit einem, wie Ariès es nennt, „gezähmten" Tod[10] nicht möglich gewesen sein (Wils 2007, bes. 23–31).

Heute wird bezüglich der Todesstunde und einem guten Sterben meist der Wunsch geäussert, abends gesund einzuschlafen und morgens nicht mehr zu erwachen, um so einen raschen, unbewussten und möglichst schmerzlosen Tod zu haben (Lutterotti 1998: 455). Gestorben wird bei einem Sportunfall, einem plötzlichen Herzversagen auf der Autobahn, vielfach im Spital, in Alters- und Pflegeheimen, aber immer auch noch zu Hause. Das Bemühen, diesem letzteren, von chronisch Kranken und alten Menschen öfters geäusserten Wunsch zu entsprechen, ist nicht zuletzt im Zuge der Etablierung einer Palliative Care und der Spitexdienste gewachsen (Gronemeyer et al. 2004: 25).[11]

Sterben und Tod sind schliesslich verbunden mit den Diskussionen um Sterbebegleitung, Sterbehilfe und Euthanasie sowie den Beistand zum Suizid. Auf die im Zusammenhang mit der Palliative Care diesbezüglichen ethisch relevanten Gesichtspunkte gehen die Kapitel 6 und 7 ein.

---

10 *„Wir sterben alle* oder *Der gezähmte Tod"* entspricht einem Modell des Todes wie Ariès es für eine fast zwei Jahrtausende überdauernde, allen Einflüssen widerstehende Grundeinstellung gegenüber dem Tod beschreibt. „Die alte Einstellung, für die der Tod nah und vertraut und zugleich abgeschwächt und kaum fühlbar war, steht in schroffem Gegensatz zur unsrigen, für die er so angsteinflössend ist, dass wir ihn kaum beim Namen zu nennen wagen" (Ariès 1995: 13–42, 774–777).

11 Nach Aussage von M. Krause, Chefarzt, möchte hingegen von rund 300 Patienten, die jährlich im Kantonsspital Münsterlingen am Ende ihres Lebens begleitet werden, nur ca. jeder zehnte Patient zu Hause sterben. Vgl. Hochuli 2007b.

3.4 Lebensqualität

Angesichts der Tatsache, an einer unheilbaren Krankheit zu leiden, setzt sich Palliative Care das Ziel, den Betroffenen Voraussetzungen zu schaffen, eine bestmögliche Lebensqualität bis zuletzt zu erfahren. Der Begriff der Lebensqualität, der ursprünglich aus der Wohlfahrtsökonomie stammt, beschreibt in der modernen Gesellschaft die „Suche nach persönlichen und gesellschaftlichen Ziel- und Wertvorstellungen […], die in einen individuellen *Lebensentwurf* eingebunden sind und den sozialen Vergleich mit den wichtigsten Bezugspersonen suchen" (Lanzerath 1998b: 564). Eine allgemein gültige Definition von Lebensqualität gibt es aber nicht. Die WHO definiert sie als „Wahrnehmung der Position des Einzelnen im Leben, im Kontext von Kultur und Wertesystem, in dem er lebt, sowie im Verhältnis zu seinen Zielen, Erwartungen, Wertmassstäben und Sorgen" (zitiert nach Neudert 2007: 37). Der Begriff wird in verschiedenen Lebensbereichen verwendet, wie z.B. Familie, Freizeit, Beruf, Wohnsituation oder seit ca. 40 Jahren zunehmend in der Medizin. Neben empirisch erfassbaren und damit objektiv zugänglichen Lebensumständen enthält er immer auch subjektive Komponenten, die nicht verallgemeinerbar sind und sich im Verlaufe des persönlichen Lebens ändern, gerade auch in den Phasen der Krise. Lebenszufriedenheit sowie die Fähigkeit und Möglichkeit, sein Dasein entsprechend den persönlichen Zielen, Sinninhalten und Wertmassstäben zu gestalten, tragen wesentlich zur subjektiv wahrgenommenen Lebensqualität bei. Einer intuitiven Vorstellung entspricht es, dass die empfundene Lebensqualität umso schlechter ist, je stärker die Erwartungen und Wünsche an das Leben mit der tatsächlich vorhandenen Lebenssituation auseinanderklaffen (Aulbert 2007: 15).

Die Lebensqualität ist zu einem wichtigen Parameter und handlungsleitenden Begriff in der modernen Medizin geworden. Gründe dafür werden in der strukturellen Veränderung der Medizin und im Wandel des Krankheitspanoramas gesehen (Schölmerich 1990: 9–11). Die naturwissenschaftlich orientierte und arbeitsteilig organisierte Medizin führt teilweise zu einer Anonymisierung des einzelnen Patienten, der je nach organspezifischen Symptomen differenziert untersucht und behandelt wird. Der medizinisch-technische Fortschritt bringt eine Zunahme von chronisch verlaufenden Krankheiten, teilweise als Folgekrankheiten von akuten Ereignissen oder Therapien, eine längere Überlebenszeit und die Drohung knapp werdender Ressourcen mit entsprechenden Problemen der Verteilungsgerechtigkeit. Obwohl der medizinische Fortschritt mehr Lebensqualität ermöglicht, kann er auch zu ihrer Verminderung und Belastung führen (Lanzerath 1998b). Das Überleben einer Hirnblutung kann mit schweren Einschränkungen der persönlichen Freiheiten und Fähigkeiten einhergehen. Die Diagnose einer Krebserkrankung provoziert belastende und schwierige Entscheidungen bezüglich weiterer Untersuchungen und Therapien mit teilweise erheblichen Nebenwirkungen und Spitalaufenthalten sowie persönlicher, familiärer und beruflicher Art. Es stellt sich nicht nur die Frage nach dem Erhalt des Lebens, sondern auch danach, wie überlebe ich beziehungsweise wie lebe ich mit der Krankheit und Behinderung, wie gehe ich mit meiner mir noch bleibenden Zeit um. So erreicht medizinethisch der Begriff Lebensqualität Bedeutung, wenn es um unheilbare Krankheiten oder um alternative Behandlungsmethoden geht, die unterschiedliche negative Begleiterscheinungen und Nebenfolgen aufweisen.

Trotz des Bemühens, zwecks wissenschaftlicher Forschung und Objektivierung von Therapieentscheidungen und Verlaufsbeurteilungen, mittels verschiedener Instrumente wie Fragebögen und strukturierten Gesprächen die Lebensqualität zu messen, bleibt diese ein von vielen, nicht nur medizinischen Faktoren abhängiges, individuelles Urteil. Zu nennen sind hier vor allem zwischenmenschliche Beziehungen, materielle Lebensumstände, berufliche Möglichkeiten und Fähigkeiten, Empfinden von Freiheit und Abhängigkeit, Angst und Hoffnung, erworbene Bewältigungsmechanismen für Verlust- und Trennungsereignisse. Krise und Leid können von Menschen auch als Aufgabe und Chance erlebt werden, sei es hinsichtlich der Bewältigung der Krankheit, einer Sinnorientierung, Identitätsentwicklung oder der Vorbereitung auf das Sterben.

Die Tatsache, dass Urteile über Lebensqualität letztlich individuelle, persönliche Urteile sind, gilt es gerade bei Patienten, die diese Eigeneinschätzung nicht mehr tun können, und bei irreversiblen Entscheidungen über den Abbruch von lebenserhaltenden Massnahmen zu berücksichtigen (Aulbert 2007: 18–23). So zeigt sich im medizinischen Alltag immer wieder, dass Patienten ihre eigene Lebensqualität positiver beurteilen, als dies aufgrund der von aussen wahrgenommenen Leidenssituation erfolgt, sei es durch medizinisches Personal oder im Vergleich zur Durchschnittsbevölkerung. Dieses in der medizinischen Lebensqualitätsforschung als „Zufriedenheitsparadox" bezeichnete Phänomen bringt man mit Coping-Strategien in Zusammenhang, die dem Einzelnen erlauben, eine primär negativ erlebte Krankheit oder Stresssituation positiv zu besetzen. Die Einschätzung der empfundenen Lebensqualität ändert sich zudem im Zeitverlauf. Diese „Response Shift" genannte „situationsgebundene Angleichung der Schwellenwerte" (Neudert 2007: 38–39) ist Ausdruck eines Prozesses, in dem sich interne Standards, Begrifflichkeiten und Prioritäten in den Wertvorstellungen immer wieder neu gestalten, ordnen und aktualisieren.

Die Lebensqualitätsforschung hat damit die Bedeutung des subjektiven Befindens und die Bewertung durch den Patienten selbst herausgestrichen. Der Patient wird als autonomes Subjekt und Person wahrgenommen. Lanzerath bewertet die Einführung des Begriffs der Lebensqualität gar als *„Paradigmenwechsel"* (1998: 564). Die notwendige Reflexion im Zusammenhang mit der Bearbeitung eines der Situation und Möglichkeit des Patienten angepassten und tauglichen Messinstruments kann dem Patienten in seiner Krankheitsverarbeitung helfen und ihm eine aktive Rolle in der Behandlung vermitteln. Indem nicht technische Labordaten, sondern der Patient mit seiner Einschätzung der Situation, seinen Beschwerden, Sorgen und Prioritäten im Mittelpunkt steht, vermag sich die Kommunikation und Beziehung zwischen Betreuungspersonal und Patient zu verbessern. Für die Messung der Lebensqualität gibt es bislang aber keinen objektiven Gold-Standard. Die Anamnese und das Gespräch mit einer qualitätsvollen Gesprächsführung bleiben Leitvorstellung einer Beurteilung der Lebensqualität (Neudert 2007: 43). In ihrer Intersubjektivität lassen sie sowohl die einzelne Situation des Patienten wie auch jene der Gesellschaft und der medizinischen Praxis berücksichtigen.

Da sich insbesondere eine zu grosse Spannweite zwischen den Erwartungen an das Leben und der realen Situation negativ auf die Lebensqualität auswirkt, konzentrieren sich die Bemühungen in der Palliative Care einerseits auf die Verbesserung der realen Krankheitssituation, indem Schmerzen und andere belastende Symptome wie Mundtrockenheit, Schwäche, Atemnot, Übelkeit oder Schlaflosigkeit ausreichend und konsequent behandelt werden. Andererseits will sie Hilfe und Unterstützung geben bei der Verarbeitung und Bewältigung der Krankheit und der Akzeptanz für das Unabänderliche und Begrenzte.

Wesentlich ist die Stärkung des Selbstwertgefühls, indem dem Patienten durch die Wahrhaftigkeit im Gespräch, die allenfalls auch das Recht auf Nichtwissen oder die Verdrängung beim Patienten berücksichtigen muss, gezeigt wird, dass er ernst genommen, respektiert und in die Entscheidungen einbezogen wird. Dies erlaubt den Aufbau einer vertrauensvollen Beziehung und verhindert eine zunehmende Isolation und das Gefühl, von allen aufgegeben worden zu sein. Die mit unheilbaren Krankheiten, Sterben und Tod verbundenen Ängste sollen, sofern es der Patient nicht selbst tut, angesprochen werden. Schon dadurch können sie viel von ihrer Bedrohung verlieren (Aulbert 2007: 24–30). Bestmögliche Lebensqualität bezieht auch das Sterben des Patienten und die Beziehung zu seinen Angehörigen ein.

Teil 2:

*Theologische und medizinethische
Grundlegung von Palliative Care*

4. Theologische Grundlegung

4.1 Die biblische Erzählung vom barmherzigen Samariter (Lk 10,25–37)

4.1.1 Die Perikope[12]

25 Da stand ein Gesetzeslehrer auf, und um Jesus auf die Probe zu stellen, fragte er ihn: Meister, was muss ich tun, um das ewige Leben zu gewinnen? *26* Jesus sagte zu ihm: Was steht im Gesetz? Was liest du dort? *27* Er antwortete: Du sollst den Herrn, deinen Gott, lieben mit ganzem Herzen und ganzer Seele, mit all deiner Kraft und all deinen Gedanken, und: Deinen Nächsten sollst du lieben wie dich selbst. *28* Jesus sagte zu ihm: Du hast richtig geantwortet. Handle danach und du wirst leben.

29 Der Gesetzeslehrer wollte seine Frage rechtfertigen und sagte zu Jesus: Und wer ist mein Nächster? *30* Darauf antwortete ihm Jesus: Ein Mann ging von Jerusalem nach Jericho hinab und wurde von Räubern überfallen. Sie plünderten ihn aus und schlugen ihn nieder; dann gingen sie weg und liessen ihn halb tot liegen. *31* Zufällig kam ein Priester denselben Weg herab; er sah ihn und ging weiter. *32* Auch ein Levit kam zu der Stelle; er sah ihn und ging weiter. *33* Dann kam ein Mann aus Samarien, der auf der Reise war. Als er ihn sah, hatte er Mitleid, *34* ging zu ihm hin, goss Öl und Wein auf seine Wunden, und verband sie. Dann hob er ihn auf sein Reittier, brachte ihn zu einer Herberge und sorgte für ihn. *35* Am andern Morgen holte er zwei Denare hervor, gab sie dem Wirt und sagte: Sorge für ihn, und wenn du mehr für ihn brauchst, werde ich es dir bezahlen, wenn ich wiederkomme. *36* Was meinst du, wer von diesen dreien hat sich als der Nächste dessen erwiesen, der von den Räubern überfallen wurde? *37* Der Gesetzeslehrer antwortete: Der, der barmherzig an ihm gehandelt hat. Da sagte Jesus zu ihm: Dann geh und handle genauso!

---

12 Die biblischen Zitate stammen aus: Die Bibel. Altes und Neues Testament. Einheitsübersetzung, Katholische Bibelanstalt (Hg.), Stuttgart 1980.

4.1.2 Kontext, Aufbau und weitere Strukturelemente der Perikope

Die Perikope steht am Ende des ersten Teils des sogenannten lukanischen Reiseberichts (Lk 9,51–19,27). Jesus ist mit seinen Jüngerinnen und Jüngern auf dem Weg nach Jerusalem. Der Perikope gehen die Erzählungen von der Abweisung in einem samaritanischen Dorf, über das, was Nachfolge Jesu bedeuten kann sowie von der Aussendung der siebzig Jünger und Jüngerinnen in alle Städte und Dörfer, in die Jesus kommen wollte, voraus (Lk 9,51–10,16). Sie sollen Schwache und Kranke heilen und die Botschaft vom nahe gekommenen Reich Gottes verkünden. Den Jüngerinnen und Jüngern spricht Jesus die Freude über das Verzeichnis ihrer Namen im Himmel und die ihnen zuteil werdende Offenbarung zu (Lk 10,17–24). Im Anschluss an die Erzählung vom barmherzigen Samariter folgt jene von den beiden Schwestern Maria und Marta (Lk 10,38–42), die in einem anderen Dorf wohnen und Jesus ihre Gastfreundschaft erweisen.

Gestaltet ist die Perikope als Gespräch zwischen Jesus und einem Toragelehrten. Das Gespräch, von den einen als Streitgespräch zwischen Rabbinern, von anderen als Lehr- oder Seelsorgegespräch gesehen, strukturiert sich durch die Fragen des Toragelehrten und die Gegenfragen Jesu, durch die der Gesetzeskundige selbst zu den Antworten geführt wird (Bovon 1996: 82, Dillmann & Mora Paz 2004: 213–214, Schürmann 1993: 132,136). Es kann in zwei parallelisierte Abschnitte gegliedert werden. Der erste Abschnitt (VV 25–28) enthält auf die Frage nach dem Tun, um ewiges Leben zu erhalten, die Gebote zur ganzen Gottesliebe sowie der Selbst- und Nächstenliebe aus Dtn 6,5 beziehungsweise Lev 19,18. Die Erzählung vom Samariter folgt im zweiten Abschnitt (VV 29–37) als beispielhafte Erläuterung auf die Frage, wer der zu liebende Nächste sei. Beide Abschnitte enden mit der Aufforderung, entsprechend zu handeln. Damit interpretiert und konkretisiert Jesus den ersten, eher theoretisch-theologischen Teil mit einer Beispielerzählung aus dem praktischen Leben. Als verbindendes Wort und die beiden Abschnitte rahmend steht das Verb ‚tun' beziehungsweise ‚handeln' im Vordergrund. Es kommt je zweimal pro Abschnitt vor. Seine Bedeutung wird noch betont, indem es im zweiten Abschnitt beide Mal im letzten Vers (V 37) auftritt. Dieses Handeln, das zum Leben führt (vgl. VV 25.28), wird in der Beispielerzählung wortreich und am ausführlichsten beschrieben. Sind die Aktanten der zwischenmenschlichen Interaktionen im Blick, so kommt der überfallene Mann viermal (mit den Räubern, dem Priester, Levit und Samaritaner), der Samaritaner zweimal (mit dem Überfallenen und Wirt) vor. Formal steht daher, anders als es die Überschrift der Perikope vermuten lässt, weniger die Person des Samariters im Zentrum, sondern der in Not Geratene und das Handeln.

4.1.3 Bedeutung und Interpretation

Die Frage nach dem rechten Tun, um Anteil am ewigen Leben zu erhalten (V 25), steht zurzeit Jesu bereits seit längerem im Raum. Für einen Juden, der in der Erinnerung an das Heilshandeln Gottes durch die Befreiung aus dem „Sklavenhaus Ägyptens" lebt, geht es um seine Antwort auf das bisher erfahrene und für die Zukunft zugesprochene Heil in Glaube und Tat (Dillmann & Mora Paz 2004: 215, Schürmann 1993: 132, Thoma 1997/1997b). Als Gesetzeslehrer kennt der Fragende die Tora als die Weisung Gottes zum Leben (vgl. z.B. Lev 18,5) und vermag anderen zu vermitteln, wie ein gottesfürchtiges Leben im Alltag zu gestalten sei. Im Gegensatz zu den Parallelstellen Mk 12,28 und Mt 22,36, in denen der Schriftgelehrte Jesus nach dem höchsten Gebot fragt, stellt der Gesetzeskundige hier eine persönliche Frage in der Ich-Form. Er fragt nach dem, was er selbst im Hier und Jetzt tun muss. Da auch für Jesus die Tora eine normative Instanz ist, fragt er nach ihrer Antwort (V 26). Im Sinne Jesu zitiert der Gesetzeslehrer aus Dtn 6,5 das Gebot zur Liebe Gottes, vierfach erläutert als Ausdruck einer ganzheitlichen, d.h. mit der ganzen Person vollbrachten Liebe, und hängt, nach dem griechischen Text, im gleichen Satz ans gleiche Verb das Nächstenliebegebot aus Lev 19,18 an. Dieses enthielt immer schon die Selbstliebe, mit der es austariert wird und der Goldenen Regel (vgl. Lk 6,31) folgt. Mit dem alttestamentlichen Zitat zur Gottesliebe beginnt auch das tägliche jüdische Gebet ‚Schem'a Jisrael' (Dtn 6,4–9). Mit ihm auf den Lippen möchte der fromme Jude sterben können (Petuchowski 1997). Die Suche nach Kernaussagen und das Anliegen, Wesentliches aus der Schrift hervorzuheben, entspricht zurzeit Jesu einem Bemühen im Judentum (Bovon 1996: 86, Schürmann 1993: 134). Der Zusammenzug von Gottes- und Nächstenliebe bezeugt, wie das in der Gottesliebe sich ausdrückende Beziehungsgeschehen die Weitergabe an den Nächsten, die Nächste impliziert. Diese intuitive Erkenntnis gilt es, in die Tat umzusetzen: „Handle danach und du wirst leben." (V 28) Jesus spricht nicht vom ewigen Leben, sondern schlicht davon, dass er leben wird. Denn in den Texten, die der Perikope vorausgehen, ist das, was ewiges Leben bedeuten kann, Leben in der Herrschaft Gottes, bereits angebrochen. Es ist ein Leben, das Erfüllung und Gelingen enthält, das vor einem selbst, vor Gott und dem Nächsten gerechtfertigt werden kann und so „vor der ‚Ewigkeit' Bestand hat" (Venetz 2000: 91).

Dem Gesetzeslehrer genügt diese allgemein gehaltene Antwort nicht. Er fragt weiter, wer sein Nächster, seine Nächste sei (V 29). Damit stellt er die Frage nach der Begrenzung und den Kriterien, an denen er den Nächsten erkennt und demzufolge richtig handelt, um ewiges Leben zu erhalten. Dieses Mal verweist Jesus nicht auf die Schrift. Er erläutert mittels einer Erzählung, die sich im Alltag eines jeden und einer jeden ereignen kann, wer dieser Nächste ist. Er schildert einen Mann, der griechische Text spricht von einem ‚Menschen', der von Räubern überfallen, geprügelt und halbtot liegen gelassen wurde. Der Kilometer lange Weg von Jerusalem nach Jericho hinunter verlief damals durch felsiges Wüstengebiet und galt als unsicher (Bovon 1996: 89, Schürmann 1993: 143). „Zufällig" (V 31) sind auf dem gleichen Weg zuerst ein Priester, dann ein Levit unterwegs. Beide sehen den Halbtoten, gehen aber an ihm vorbei. Gründe dafür werden keine genannt. Als Priester und Levit üben sie zu Ehren Gottes ihre Dienste im Tempel aus. Da Jericho eine Priesterstadt und der Tempel in Jerusalem war, kann davon ausgegangen werden, dass sie den Weg oft gingen und sich auf dem Rückweg nach Jericho befanden. Auf dem gleichen Weg kommt ein Reisender aus Samaria, einer Herkunft, die zurzeit Jesu von den Juden verachtet wurde (Haag 1994/2003: 370–371), an den besagten Ort. Er sieht und, im Innersten von Mitleid berührt, geht er zum Halbtoten hin. Wie ihn das Mitleid ergreift, drückt sich im dafür verwendeten griechischen Verb ‚σπλαγχνιζομαι', sich erbarmen, anschaulich aus. Die vom Samaritaner wahrgenommene Not rührt geradezu seine ‚Eingeweide', sein Herz, um und drängt ihn dazu, sich dem Überfallenen barmherzig zuzuwenden (Walter 1992: 635). Er leistet daraufhin die in der konkreten Situation notwendige und ihm mögliche Hilfe. Er verbindet den Halbtoten und nimmt ihn auf seinem Reittier mit. Seine Sorge um den Mann reicht bis dahin, dass er ihn in ein Gasthaus in Sicherheit bringt und sich um dessen weitere Betreuung kümmert, indem er den Wirt zur Sorge um ihn beauftragt und bereit ist, die notwendigen Kosten zu übernehmen. Wie zuvor der Priester und Levit geht nun auch der Samaritaner wieder seinen gewohnten Weg, seinen Aufgaben und Verpflichtungen nach. Im Unterschied zum Priester und Levit löste er sich von seiner üblichen Rolle und liess sich in einer angemessenen Weise offen auf die Not und Bedürfnisse des Mitmenschen, unabhängig von dessen Stellung, Herkunft oder den sich stellenden Erfordernissen, ein. Gerade vom Priester und Levit hätte man aufgrund ihrer repräsentativen Rollen erwarten können, dass sie ihre ganze Gottesliebe auch ausserhalb des Gottesdienstes im Tempel in einer menschenfreundlichen Zugewandtheit zum Ausdruck brächten. Doch entspricht es einer alltäglichen Erfahrung, dass durch menschliche Begrenztheit diese Verknüpfung im persönlichen und sozialen Umfeld nicht notwendigerweise gegeben ist.

Im Unterschied zur Frage des Gesetzeslehrers, wer sein Nächster sei, stellt ihm Jesus am Ende der Erzählung die Gegenfrage, wer sich dem unter die Räuber Gefallenen als Nächster erwiesen habe. Es ist folgerichtig jener, der dem Halbtoten nahe gekommen ist, ihm begegnete und barmherzig an ihm handelte. Mit verschiedenen Gesten wendete er sich ihm zu und schenkte ihm Beachtung. So ist der Nächste in der Nächstenliebe einerseits der Empfänger des mitmenschlichen Wohltuns und andererseits die aktiv handelnde Person. Ihre Haltung und ihr Handeln charakterisieren sie als Nächste im zwischenmenschlichen Beziehungsgeschehen. Wegweisend für das Handeln wirken die Situation und das Bedürfnis des Menschen, der sich in Not und Leid befindet, aber auch die Liebe zu sich selbst. Die hilfsbereite Person, hier der Samaritaner, leistet soviel Hilfe, wie notwendig und ihm persönlich möglich ist. Die direkte Sorge um den in Not Geratenen gibt er ab, sobald er es verantworten kann. Der Überfallene liebt sich und sein Leben und nimmt die Hilfe an. Für ihn bedeutet, den Nächsten zu lieben, sich jenem Menschen zu öffnen, der ihm in barmherziger Weise beistehen möchte. Mitmenschliches Tun kann jederzeit und überall vom Einzelnen persönlich gefordert sein. Allen Akteuren, dem Priester, dem Levit, dem Samaritaner, dem Überfallenen und dem Gastwirt haftet die Zufälligkeit der Situation an (vgl. V 31). Eine in der biblischen Tradition der Liebe und Treue Gottes stehende Glaubenshaltung wird sich aber bemühen, nicht nur im Sinne einer spontanen Situationsgebundenheit zu handeln, sondern auch die Hinwendung zu den Schwachen,

Kranken, Fremden und von der Gesellschaft an den Rand Gedrängten als eine strukturelle, übergeordnete Leitlinie zu berücksichtigen. Für glaubende Christen und Christinnen, die sich als in der Liebe Gottes stehend erkennen, erwächst aus der Perikope die Ermöglichung und Beanspruchung, anderen zu Nächsten zu werden *und* andere als Nächste zuzulassen, im Bewusstsein der persönlichen Grenzen und befreit von der Vorstellung „karitativer Allmacht" (Bovon 1996: 99). In diesem Sinne löst sich eine aus der Aussenperspektive wahrgenommene Asymmetrie zwischen dem barmherzigen Samaritaner und dem von den Räubern Überfallenen auf in der Liebe als wechselseitiges Geben und Nehmen, Sich Zuwenden und Sich Öffnen.

4.1.4 Die Erzählung im Verhältnis zur Medizin und zur Palliative Care

Beides, die Sorge um den Anderen und die Sorge des Anderen, sind im ‚Care' aufgehoben (vgl. 1.2.3). Die Situation des Helfens für Menschen in Not und Leid gehört nicht nur zur Palliative Care, sondern spezifisch zur Medizin im Ganzen. Auch wenn im Zuge ihrer Institutionalisierung eine gewisse Spontaneität im Helfen abhanden gekommen ist, spielt diese für das ehrenamtliche Engagement wie auch die immer wieder neue Einzelfallsituation in der Begegnung mit dem Patienten, der Patientin eine wichtige Rolle. Die für jeden Kontakt, jedes Gespräch notwendige Empathie, um das individuelle Leiden der Patienten erfassen zu können, ist nicht ohne eine entsprechend offene, aufmerksame Haltung des mitleidenschaftlichen Berührtseins von den Betreuenden her möglich. Zur Empathie gehört aber auch, dass sie nicht in Sympathie aufgeht und sich der Betreuende wieder aus der Beziehung herausnehmen kann. ‚Zum Nächsten werden' in der Palliative Care geht einher mit der in ihr im Zentrum stehenden Optik vom leidenden oder sterbenden Menschen her. Seine Person, seine Autorität im Leiden, seine Bedürfnisse, seine Prioritätensetzung haben eine handlungsleitende Funktion für das, was ihm bei den gegebenen Umständen bestmögliches Leben bis zuletzt erschliesst.[13] Die *conditio humana*

---

13 Darin kann die moraltheologische Tradition der Ausweitung des Lebensschutzes erkannt werden, wie sie in der Auslegung der Worte Jesu zum Tötungsverbot in der Bergpredigt (vgl. Mt 5,21–24) zum Ausdruck kommt. Indem für

macht aus jedem von uns potenziell Betroffene. Deshalb ist es einleuchtend, dass die Zugewandtheit und Hilfeleistung jedem Menschen, unabhängig von seiner Religion, seiner Herkunft, seinem sozialen Stand, Alter oder seiner Selbstverschuldung zukommt. Beides, Hilfsbereitschaft und Hilfsbedürftigkeit, stellen allgemein menschliche Phänomene dar (Körtner 2007: 26). Wie in der Palliative Care obliegt die Hilfeleistung in der Beispielerzählung nicht allein einer bestimmten Berufsgattung oder einer einzelnen Person, sondern verteilt sich, wohl organisiert, auf mehrere Schultern und Institutionen. Neben der Fachkompetenz stehen eine mitmenschliche Haltung der Betreuenden und ihr Handeln zum Wohle des Leidenden im Vordergrund. Mit dem Rollenverhalten des Priesters und Leviten im Hintergrund kann dies für die *caregivers* in der heutigen Medizin bedeuten, sich nicht gegenüber den Bedürfnissen der Patienten zu verschliessen, sondern zuerst hinzusehen und hinzuhören, um wahrzunehmen, was die Patientin als Mensch und Person benötigt und was ihr gut tut. Es sind nicht nur Organe oder Befunde zu reparieren oder korrigieren.

4.1.5 Die „Legitimitätskrise des Helfens" in der Moderne

In modernen Gesellschaften ist gegenüber einem barmherzigen und altruistischen Helfen Skepsis zu beobachten. Die Begriffe ‚helfen' oder ‚Helfer und Helferinnen' bekamen eine negative Konnotation im Sinne von Abhängigkeit, Einschränkung der persönlichen Freiheit, Ausnutzung oder Minderwertigkeit und mangelnder Professionalität. Vielfach wird ‚Helfen' deshalb auch in ehrenamtlichen Engagements durch ‚Mitarbeit' ersetzt. Gerd Theissen spricht von einer „Legitimitätskrise des Helfens" (dieses und die nachfolgenden Zitate siehe Theissen 1998: 376–401). Die Kritik umfasse eine psychologische, soziologische und

---

Jesus nicht erst der objektive Tatbestand des Tötens, sondern bereits die innere Haltung, mit der dem Nächsten begegnet wird, relevant sei, verstehe sich das Gebot, du sollst nicht töten, nicht nur als negative Abwehrschranke zum Schutze des körperlichen Lebens. Vielmehr fordere es als positives Gebot auf, sich dem Nächsten, gerade in der Not und in seiner Verletzlichkeit, mit sorgendem Wohlwollen und Hilfsbereitschaft in einer von Liebe geprägten Haltung barmherzig zuzuwenden, um ihn in der „Entfaltung seines Lebens" zu unterstützen und nicht zu hindern, vgl. Schockenhoff 1993: 128–130.

evolutionistische Argumentation. Angesprochen ist die Hilfe als eine „psychische Selbstausbeutung", weil sie den Helfer dauernd überfordere und entweder zum Helfersyndrom oder in ein Burnout führe. Dies behindere die in unserer Gesellschaft hoch gewerteten individuellen Entfaltungsmöglichkeiten. Psychosoziologisch gesehen drücke sich im Helfen eine asymmetrische Beziehung aus, in der der Helfende als Grundlage für seine Hilfe über mehr Macht verfüge als der Hilfsbedürftige. Die Kritik ziele dabei auf die Gefahr einer kaschierten Herrschaftsausübung, die letztlich mehr den Interessen des Helfers beziehungsweise der Hilfsinstitution diene und möglicherweise ungerechte und asymmetrische Gesellschaftsstrukturen stabilisiere. Das Ideal hingegen liege im Rahmen der Demokratisierung in einem von Gleichheit und Autonomie geprägten Zusammenleben. Beim dritten Argument werden biologische Aspekte berücksichtigt. Indem Gesellschaft und Geschichte als Produkte der Evolution gesehen werden und infolgedessen jede Hilfe als eine „dysfunktionale Gegenselektion" betrachtet werden müsse, schade der Schutz der Schwachen der Evolution und der Gesellschaft als ganzer. Doch nach Theissen kann Hilfe nicht funktional begründet werden, weil die Hilfsadressaten immer Menschen sind. Mit dem Menschsein ist ein unverrechenbarer Wert verbunden und die Hilfsmotivation stellt sachlich eine Antwort auf diesen Wert dar. Insofern ist die Hilfsmotivation ein allgemein menschliches Phänomen und nicht Ausdruck einer spezifisch christlichen oder religiösen Haltung.

Mit Blick auf die Erzählung vom barmherzigen Samariter kann dem Argument, Hilfe sei kaschierte Herrschaft, entgegengehalten werden, dass einerseits aus dem theologischen ersten Teil die Nächstenliebe in ihrer Verknüpfung mit der Selbstliebe eine konsequente Beziehung zwischen gleichberechtigten Menschen auf gleicher Ebene ist. In der allgemein menschlichen Erläuterung der Nächstenliebe im zweiten Teil kommt das Wort ‚Nächstenliebe' nicht vor. Es ist die Rede von Mitleid, Barmherzigkeit und vom Zum Nächsten Werden. Auch wenn *prima facie* in der Beziehung vom Samaritaner und dem unter die Räuber Gefallenen eine situative Asymmetrie vorliegt, wird das barmherzige, helfende Handeln des Samaritaners als symmetrische Nächstenliebe gedeutet. Denn durch den in der Gegenfrage Jesu vorgenommenen Perspektivenwechsel ist der Samaritaner zum Nächsten des Überfallenen geworden. Der Nächste ist hier nicht der Adressat der Hilfe, sondern ihr Subjekt. Damit fällt beiden die gleiche sprachliche Bezeichnung zu. Zudem galt zurzeit Jesu der Samaritaner in den Augen der jüdischen Gemeinschaft als ein Mensch niedrigeren Ranges und der Halbtote wurde durch sein Schicksal zu einem Aussenseiter. Beide stehen somit in einem vergleichbaren marginalisierten sozialen Status. Auch bleibt die Beziehung zwischen den beiden mit ihrem potenziellen Abhängigkeitscharakter nicht bestehen (Theissen 1998: 385–389).

Nach Theissen drückt die Beispielerzählung auch die Bedeutung eines positiven Hilfsklimas aus. Wenn allein die spontane und souveräne individuelle Hilfsmotivation zählen würde, dann würde dies leichter zu einem „Helfersyndrom" oder Burnout führen, als wenn die Hilfe soziokulturell positiv unterstützt wird, sei es durch Institutionen, die sich dem Helfen verschrieben haben, oder eine „durchschnittliche Anständigkeit" des Menschen, wie der Gastwirt sie in der Erzählung zeigt. Im Verhalten des Priesters und Leviten hingegen sieht Theissen Hinweise für ein soziales Klima, das einzelne Menschen in ihrer Mitmenschlichkeit versagen lässt. Indem für ihr Verhalten keine konkreten Motive genannt würden, lege sich ein für sie bestimmendes soziokulturelles Rollen- und Verhaltensmuster nahe, welches diese souveräne Hilfsmotivation unterdrücke.

Eine Kultur der Hilfe und des Helfens in den Versorgungskontexten der Palliative Care fordern auch Heller und Knipping. Gerade die „geteilten Erfahrungen am Lebensende" würden vor jeder professionellen Differenzierung das uns Menschen Gemeinsame verdeutlichen und oft eine „neue existenzielle Form der Solidarität, des engagierten Daseins und des persönlichen Aushaltens zwischen Menschen" stiften (Heller & Knipping 2007: 40). Am Lebensende kehre sich die „angenommene Asymmetrie" oft um. Da Sterbende Erfahrungen machen, über die wir als Helfende nicht verfügen, könnten wir von ihnen lernen und würden zur Reflexion über unsere eigene Existenz und Lebensführung angeregt. Eine Kultur des Helfens in der Palliative Care soll Ausdruck eines mitfühlenden Interesses an den Betroffenen, einer orientierenden Offenheit an ihren Lebensrealitäten, Wünschen, Bedürfnissen und biografischen Gegebenheiten sein und sich nach den Leitlinien von Interdisziplinarität, Interprofessionalität, Interorganisationalität und Interreligiosität und -kulturalität ausrichten.

4.2 Theologisch-ethische Reflexion

4.2.1 Theologische Ethik und die Bibel

Theologische Ethik ist als Ethik die wissenschaftliche Reflexion der Moral, verstanden als die in einer Gesellschaft vorhandenen Sitten und Normen, beziehungsweise des Ethos, das die bewusste, subjektive Einstellung von Individuen oder einer Gruppe darstellt, die von bestimmten Werthaltungen geprägt sind. Als christlich theologische Ethik stellt sie die Reflexion in den „Horizont des christlichen Glaubens" (Hunold et al. 2000: 3). Sie geht von einer bestimmten Sicht von Gott, den Menschen, der Welt und ihrer Beziehung aus. Die Wissenschaftlichkeit beinhaltet, dass sie ihre Erkenntnisse vernünftig und plausibel, d.h. einsichtig für andere, darlegt. Ihre Orientierung und Argumente bringt sie in den Diskurs ein, ohne den Anspruch zu erheben, dass sie von anderen übernommen werden müssen. Der Horizont des Glaubens impliziert, dass auch die Bibel als der bedeutendsten Quelle christlicher Theologie in die Reflexion einzubeziehen ist. Darüber hinaus ist die Tradition, der gelebte Glaube in der christlichen Gemeinschaft der Kirche, eine wichtige Orientierung für das moralische Urteilen und Handeln. Bibel und kirchliche Gemeinschaft bilden den „*spezifischen Kontext*, in dem sich eine christliche Ethik herausbildet und ihr eigenes Profil gewinnt" (Heimbach-Steins 2004: 85). Die Bibel als Heilige Schrift ist sowohl das Fundament einer Glaubensgemeinschaft wie auch ein historisches Buch, in dem die Geschichte Gottes mit seinem Volk, den Menschen und der Welt in einem konkreten Erfahrungsbereich erzählt wird. Sie bietet deshalb für die heutige plurale Gesellschaft und ihre aktuellen sozialethischen Probleme nicht unmittelbare normative ethische Orientierungen. Als Glaubenszeugnis vermag sie dem Einzelnen eine Deutung und Vergewisserung seiner Existenz und Identität wie auch eine Sinn- und Hoffnungsperspektive zu eröffnen. Wieweit sie auch für die heutigen sozialethischen Probleme eine orientierende Funktion übernehmen kann, hängt von der Vermittlung des biblischen Textes in die gegenwärtige Situation der Menschen und ihrer gesellschaftlichen Strukturen ab.

Im Rahmen einer kanonischen Lektüre, einer wissenschaftlich reflektierten Leseart der Bibel, die von der Subjektivität und Kontextualität des heutigen Lesers und seinem Gespräch mit der Bibel als Kanon, so wie er vorliegt, ausgeht, eruiert Heimbach-Steins drei biblische Perspektiven als Leitlinien christlicher Sozialethik: Die erste ist die Volk-Gottes-Perspektive, in der sich die Spannung zwischen Partikularität als konkrete Geschichte eines Volkes und Universalität im Sinne des göttlichen Heilswillens für alle Menschen und die ganze Schöpfung abzeichnet. Die zweite Perspektive, jene der Befreiung, gründet in der Exoduserzählung und im Bundesschluss zwischen Gott und seinem Volk. Zentral ist hier die Erfahrung der primären Zusage, der Befreiung aus der Unterdrückung, des geschenkten Lebens. Sie steht *vor* jedem Anspruch, das befreite und geschenkte Leben in der Beziehung zu Gott und im sozialen Miteinander im Rahmen der Anerkennung des Anderen, der Anderen als Mitgeschöpf Gottes zum Ausdruck zu bringen und zu bewahren. So lässt sich sagen, dass dem Indikativ der Befreiung der Imperativ der Gnade folgt. Die Vielstimmigkeit bildet die dritte Perspektive. Sie meint die Pluralität in der Bibel bei der Rede von Gott, in den Bildern und Erzählungen über Ereignisse, Entwicklungen und zur Deutung von Mensch und Welt. Dies kann nicht als zufällig beurteilt werden. Vielmehr zeigt sich darin eine „programmatische Vielfalt" (Heimbach-Steins 2004: 108). Gott als „Gegenstand" der Bibel kann weder literarisch noch theologisch uniform eingeholt werden. So relativiert die Vielstimmigkeit jede einzelne Stimme, ohne diese überflüssig zu machen. Darin kommt die für die Sozialethik wichtige Machtkritik bezüglich totalitärer Ansprüche von Wahrheit zum Ausdruck. Gerade die Vielstimmigkeit als einzige Möglichkeit, von der Wirklichkeit Gottes zu sprechen, eröffnet den Weg, eine anschlussfähige Rede von Gott und seiner Heilsbotschaft über Kulturen und Zeiten hinweg zu entwickeln (vgl. dazu auch Halter 2002: 135–137).

4.2.2 Das Nächstenliebegebot – *Ausdruck eines spezifischen christlichen Ethos?*

Das Nächstenliebegebot hat für die christliche Ethik, auch wenn es für sie nicht spezifisch ist, eine grosse Bedeutung. Es gehört zu ihren wichtigsten Grundhaltungen. Mit der Bezeichnung ‚Nächstenliebe' ist nur ein Teil des Gebotes der Gottes-, Nächsten- und Selbstliebe genannt. In der christlichen Tradition verband sich die Nächstenliebe oft mit Selbstverleugnung und absichtslosem, aufopferndem Handeln. Biblisch entspringt das Gebot dem alttestamentlichen Bundesschluss zwischen Gott und dem Volk Israel. Das Exodusgeschehen wird als befreiende Heilstat Gottes gedeutet. Von der Befreiung aus einer systemisch anhaltenden Verknechtung (vgl. Ex 7,1–11,10) will Gott sein Volk ins gelobte Land, in ein Leben in Freiheit, Güte und Gerechtigkeit führen. Im Bundesschluss sagt das Volk Ja zum Heilsangebot Gottes. Zur Bewahrung der erlangten Freiheit verpflichtet es sich, die Gebote einzuhalten. Die Pflichten umfassen neben kultischen auch jene gegenüber den Mitmenschen und einer sozialen Ordnung. Den Nächsten zu lieben wie sich selbst (Lev 19,18) schliesst angesichts der eigenen Befreiung aus der Versklavung besonders die sozial Schwachen und Unterdrückten ein. So haben die Gebote die Intention, dem zu dienen, was der Beziehung zu Gott, dem Menschen selbst, seinem Miteinander wie auch der Sache ihrer Güte nach gerecht wird (vgl. dazu Mk 10,42–45 par Mt 20,24–28).

Inhaltlich, ohne konkret zu werden, folgt das Nächstenliebegebot der Goldenen Regel. Diese in praktisch allen Kulturen vorkommende Maxime gibt es im positiven Wortlaut als „Alles, was du von anderen erwartest, tue auch an ihnen" und negativ formuliert: „Was du nicht willst, das man dir tut, das füge auch keinem anderen zu." Bei Lk 6,31 heisst es: „Was ihr von anderen erwartet, das tut ebenso auch ihnen." Die Goldene Regel ist damit ein moralisches Prinzip, das einen Anspruch an die eigene Person richtet, wie sie gegenüber dem Mitmenschen handeln soll. Dabei geht es ihr um den Schutz und die Entfaltungsmöglichkeiten der eigenen Interessen und Freiheiten, aber nicht auf Kosten des anderen. So zielt die Goldene Regel auf ein wohlgeordnetes Miteinander an der Grenze zwischen Individuum und Gemeinschaft und beruht auf einer Wechselseitigkeit des Handelns. Als formales Prinzip macht sie keine konkreten inhaltlichen Angaben, wie gehandelt werden soll. Sie kann aber als Beurteilungskriterium einer Handlung herangezogen werden. Dies geschieht auch bei Lukas. In seiner Feldrede wird die Goldene Regel im Zusammenhang mit der Feindesliebe genannt (Lk 6,27–36). Die Jünger und Jüngerinnen Jesu könnten nicht einen besonderen Dank erwarten, wenn sie nur jene lieben, die auch sie lieben. Sie sollen im Sinne der Gottesherrschaft, des mit Jesu Rede und Praxis in der Geschichte konkret nahe gekommenen Reiches Gottes (vgl. z.B. Mk 1,9–11.14–15; Lk 10,1–22; Lk 11,20 par Mt 12,28), handeln und das meint, darüber hinaus in zuvorkommender Weise Gutes zu tun. „Seid barmherzig, wie es auch euer Vater ist!" (Lk 6,36). Konkret bedeutet dies unter anderem, Hungernde und Dürstende zu versorgen, ein Obdach zu geben, Kranke zu besuchen, Trauernde zu trösten, Tote zu bestatten, Vergebung zu leben. Dafür werden sie und alle, die ebenso handeln, im endzeitlichen Weltgericht (vgl. Mt 25,31–46) „gesegnet" und am ewigen Leben teilnehmen. Denn „was ihr für einen meiner geringsten Brüder getan habt, das habt ihr mir getan" (Mt 25,40).

Nächstenliebe im Sinne der Barmherzigkeit soll jedem Menschen zuteilwerden, weil, wie es beim barmherzigen Samariter heisst, der Nächste als Adressat der Barmherzigkeit allein durch seine Not und konkrete Hilfsbedürftigkeit herausfordert, ihm nahezukommen und für ihn zum Nächsten zu werden. In der Erzählung handelt ein Samaritaner, der zwar auch aus einem an JHWH[14] glaubenden Volk stammt, in den Augen der damaligen jüdischen Gemeinschaft aber als Häretiker betrachtet wird, an einem in Not geratenen Menschen, von dem sonst nichts bekannt ist. Das weist auf ein über die engere religiöse Gemeinschaft hinausgehendes Ethos hin. Gleichzeitig kann im Hinblick auf das Verhalten des jüdischen Priesters und Leviten eine Kritik nach innen gelesen werden. Unter dem Blickwinkel, dass das Neue Testament für christliche Adressaten geschrieben ist, vermag die Stelle bei Mt 25,40 im Gleichnis zum Weltgericht auch eine spezifische christliche Wahrnehmung und moralische Intuition für ein Ethos des Helfens zu bilden. So begegnet den in der Nachfolge Jesu Stehenden im hilfsbedürftigen und leidenden Menschen Christus selbst. Angesichts des knappen Guts der Aufmerksamkeit sieht Körtner den Glauben als wichtige Ressource, die Aufmerksamkeit für die Hilfsbedürftigen wach zu halten, umzusetzen und auch auszuhalten. Das Bild Jesu Christi bekommt aus dem Glauben nicht nur die Funktion, die Aufmerksamkeit zu lenken, sondern auch dem menschlichen Tun und Lassen das Mass zu geben. Indem Christus als Leidender im Hilfsbedürftigen begegnet, bedeutet

---

14 JHWH entspricht dem sogenannten Tetragramm, das den in hebräischen Schriftzeichen nur mit Konsonanten geschriebenen Gottesnamen bezeichnet.

das auch, dass der Hilfe leistende Mensch den anderen in seinem Leiden nicht erlösen kann und auch nicht muss. Vielmehr soll die Beziehung von einer befreiten Menschlichkeit geprägt sein (Körtner 2007: 47–51). Das Glaubenswissen um die Heilskraft und Barmherzigkeit Gottes befreit den Hilfegebenden vom Anspruch, Übermenschliches zu leisten und sich bis zur Erschöpfung zu verausgaben oder von falschen Schuldgefühlen geplagt zu werden. Gleichzeitig ist darin eine Kritik gegenüber Allmachtsphantasien und der Vereinnahmung des Hilfsbedürftigen enthalten. Mit einer Hilfe zur Selbsthilfe und der Lösung der helfenden Beziehung, sobald der Hilfesuchende dieser nicht mehr bedarf, wird auch der Hilfsbedürftige in seiner Freiheit bestärkt. Durch das Bild von der Begegnung mit Jesus Christus im Leidenden rückt der auf Hilfe angewiesene Mensch in die Nähe von Christus und letztlich Gott, was ihm Respekt, Würde und Achtung, aber auch Hoffnung verleiht, sogar in der grössten Abhängigkeit, Verlassenheit und Erbärmlichkeit. Der Hilfsbedürftige wird in der asymmetrischen Hilfsbeziehung geschützt und gestärkt.

Die *Würde des Menschen* verbindet sich in der christlichen Theologie mit der Gottebenbildlichkeit des Menschen, die sich von der Beziehung des Menschen zu Gott her versteht (vgl. Gen 1,26–29; 5,1–3; 9,6; Ps 8). Sie gründet weder in einem statischen Wesensvorzug noch in ihm selbst, sondern verdankt sich der Anrede durch Gott. Dadurch setzt Gott den Menschen in ein „Verhältnis der Unmittelbarkeit zu sich, das ihn als besonderes Geschöpf auszeichnet" und ihn in seinem geschöpflichen Gegenüber zu Gott entsprechend leben lässt (Schockenhoff 1993: 133). Indem Christus das „Ebenbild des unsichtbaren Gottes, der Erstgeborene der ganzen Schöpfung" (Kol 1,15) ist und die Glaubenden an ihm teilhaben, können sie darin erkennen, zu welcher Würde sie berufen sind (vgl. Röm 8, 28–30). In der Rede vom Weltgericht (Mt 25,31–46) ist es Christus selbst, der sich „letztlich mit jedem Menschen identifiziert" (Münk 1997: 21). In diesem Sinne begegnet der Hilfe Leistende nicht nur im Notleidenden Christus, sondern der Leidende begegnet selbst auch Christus in jenem Menschen, der ihm beisteht. Weil sie sich beide in der Liebe und erlösenden Barmherzigkeit Gottes wissen dürfen, vermögen sie dieses barmherzige Handeln, das mitmenschliche Helfen, trotz der Grenzen, die mit dem Menschsein gegeben sind, in einer der Würde des Menschen als Hilfsbedürftiger und Hilfsbereiter gerecht werdenden Weise wahrzunehmen und zu gestalten.[15] Für ein Ethos des Helfens gibt es jedoch keine ausschliesslich christliche Begründung. Dies ist für Körtner „ein Hinweis darauf, dass das Proprium des christlichen Glauben gerade nicht auf dem Gebiet der Ethik und des menschlichen Handelns liegt, sondern in der Verkündigung der Liebe Gottes als einer transmoralischen Macht" (Körtner 2007: 46).

4.2.3 Mitleid – Compassion

Das Mitleid im Sinne einer Anteilnahme am Leiden anderer Menschen spielte in der philosophischen Ethik im Verlaufe der Geschichte eine wechselvolle und umstrittene Rolle. In der Theologischen Ethik wurde es nur am Rande bedacht. Dies hängt damit zusammen, dass Mitleid biblisch auf die tätige Barmherzigkeit und Nächstenliebe zielt. In der Ethik stand historisch der Versuch im Vordergrund, Mitleid zu einem grundlegenden, natürlichen und angeborenen Prinzip zu erklären, welches präreflexiv vor allen vernunftgeleiteten moralischen Regeln liegt. Das Mitleid ist von Zweideutigkeit geprägt. Die Spannungen liegen „zwischen seiner passiven Affekt- und tätigen Willensbestimmtheit als auch zwischen seiner somatisch-persönlichen Nähe und unpersönlich-distanzierten Ferne" (Wagner 1994: 106). Konstitutiv für das Mitleid ist, dass fremdes Leiden nie selbst übernommen werden kann. Der von Mitleid Ergriffene kann sich nicht voll mit dem Leiden des anderen identifizieren. So ist das Verhältnis immer auch durch Distanz geprägt und kann sogar vom Leidenden als unangepasst und verletzend erfahren werden. Darin kommt die sachlich im Mitleid liegende Asymmetrie zwischen der bemitleideten und der mitleidenden Person zum Ausdruck.

---

15   Vgl. dazu auch Schockenhoff 1993: In die Überzeugung von der „göttlichen Würde jedes Menschen" schliesse die christliche Kirche ein „*Nein* zur Vergötzung menschlicher Macht, Schönheit und Leistung und ein „*Ja* zum menschlichen Leben in seiner schwachen und hinfälligen Gestalt" ein (145). Für eine christliche Lebensethik gelte der Grundsatz, dass das irdische Leben des Menschen nicht das höchste Gut sei. Weil jedoch das irdische Leben noch nicht alles sei, sondern zur Teilhabe am ewigen Leben Gottes berufen ist, bleibe es in „jeder Form lebenswert" und müsse „nicht durch den faktischen Nachweis seiner Sinnhaftigkeit" selbst gerechtfertigt werden (149).

Mitleid als spontanes Gefühl kann nach Wagner seine ethische Relevanz dadurch erlangen, dass das Mitleid auslösende Leiden in einen vernünftigen und verallgemeinerbaren Sachverhalt übertragen wird. Insofern das Leiden als hemmend und verneinend für das intakte Menschsein interpretiert wird, steht dahinter der ethische Grundsatz, dass dies nicht sein soll. Der Mensch soll in seinem Menschsein aufgrund seiner Würde und Selbstzwecklichkeit als freie und selbstbestimmte Person geachtet werden. Indem dies grundsätzlich jedem Menschen zusteht, kann sich das Mitleid als „Achtung vor der gehemmten, aber nicht gehemmt werden sollenden menschlichen Würde" (Wagner 1994: 109) von seiner alleinigen affektiven Komponente entledigen und eine praktisch-vernünftige Ausrichtung gewinnen. Die Asymmetrie zwischen dem wahrgenommenen fremden Leiden und dem effektiv ertragenen Leid wird aber „nur durch ein derartiges Mitleid auf Dauer überwunden werden können, das von der blossen Anteilnahme zum helfenden Handeln übergeht; diese Art des Mitleids findet ihre Erfüllung erst in der Barmherzigkeit" (Wagner 1994: 109).

Mitleid ist eine Übersetzung des lateinischen ‚compassio'. Dietmar Mieth bezeichnet vier ursprüngliche Motive der christlichen ‚compassio'. Neben dem Erbarmen des Samaritaners sind dies die Barmherzigkeit des Vaters, die Leidenssolidarität des Sohnes und die brüderliche Leidensgemeinschaft (vgl. 1 Kor 12,26). Sie werden „in der christlichen Ethik im Sinne einer Moral der Güte und Barmherzigkeit interpretiert, in welcher die Erkenntnis die Liebe reinigt und vorantreibt, wobei letztlich doch nicht das emotionale Motiv, sondern die Vernunft die Führung in der Ethik übernimmt" (Mieth 2000: 25).

Auf der Suche nach einer universalen Moral angesichts des herrschenden Pluralismus in der Gesellschaft setzt Johann Baptist Metz beim biblischen Gottesgedächtnis an, sofern es sich „als Leidensgedächtnis des Menschen formuliert" (dieses und die nachfolgenden Zitate stammen aus Metz 2000: 9–18). In einer monotheistischen Rede von Gott drücke sich immer schon ein Universalismus aus, weil mein Gott nicht meiner sein könne, wenn er nicht auch derjenige des anderen ist. Zudem sei die biblische Rede von Gott wesentlich von einer leidempfindlichen Gottesrede geprägt. Dazu gehöre, dass sie durch die Theodizeefrage „konstitutionell ‚gebrochen' ist". Universal für alle Menschen kann nach Metz eine Gottesrede nur sein, wenn sie für fremdes Leid empfindlich ist. Die biblische Gottesrede und die Rede und

Praxis Jesu drückten eine Verantwortung gegenüber dem universalen Leiden in der Welt aus. Diese zielt darauf, fremdes Leiden wahrzunehmen, zur Sprache zu bringen, versäumte Verantwortung und mangelnde Solidarität zu beklagen und einzufordern. In dem Wort ‚Compassion', das mit der Suche nach Gerechtigkeit und Solidarität, mit einem Protest gegen das Vergessen der Leiden und Opfer konnotiert ist, sieht Metz die Wiedergabe für eine solche „elementare Leidempfindlichkeit der christlichen Botschaft" gegeben, also nicht im gefühlsbetonten, privatisierten ‚Mitleid' oder in dem in den Augen von Metz zu unsozialen und zu unpolitischen Wort ‚Empathie'. Für Metz ist ein sittlicher Universalismus kein minimales Konsensprodukt, sondern wurzelt in der Anerkennung einer Autorität, die in den grossen Religionen und Kulturen angerufen werden kann. Es ist dies die „Anerkennung der Autorität der Leidenden". Sie liegt vor jedem Diskurs und jeder Moralität. „Im Gehorsam ihr gegenüber konstituiert sich das moralische Gewissen". Dies kann Gewähr bieten, dass die Ethik ihr macht- und ideologiekritisches Potenzial bewahrt und nicht zur blossen Rechtfertigung von Sachzwängen des Marktes, der Wirtschaft oder Technik herangezogen wird, sondern an der Subjektivität des einzelnen und den Zielen und Grenzen menschlichen Handelns orientiert bleibt. Mit der Mystik der Bibel, die wesentlich eine Mystik der politischen, sozialen *Compassion* und im Sinne Jesu eine „Mystik der offenen Augen", des Hinschauens, ist, verbindet sich in der Nachfolge Jesu eine Pflicht zur Wahrnehmung von fremdem Leid, die aber die menschlichen Begrenztheiten und Schwächen diesbezüglich kennt: Sie sehen und sehen doch nicht.

In der Theologie von Metz streicht Hille Haker (2001) vier Stichworte heraus. Es ist dies erstens die *„anamnetische Vernunft"*. Sie geht als „gefährliche Erinnerung" einher mit dem biblischen Eingedenken an die Zuwendung Gottes in der Exoduserfahrung, den Glauben an die Auferstehung Christi und die Hoffnung auf Erlösung. Damit verbindet sich sowohl eine ethische Implikation als auch ein profetisch-politischer Aufruf gegen die „kulturelle Amnesie", das Vergessen der Opfer und Leidenden. „Compassion, das Sich-Betreffen-Lassen vom Leiden anderer, macht die Erinnerung ‚gefährlich', weil sie und indem sie den Leidenden selbst in die Augen sieht". Das zweite Stichwort ist der *„negative Universalismus"*. Er steht als Gegenbegriff zum „Herrschaftsuniversalimus" und bezeichnet als Ausgang für die ethische und kulturelle Verständigung die „Allgemeinheit des Leidens als *malum commune*".

Daraus ergibt sich die „Motivation für die universale Verantwortung". Während Zuständigkeit und Umfang der Verantwortung prinzipiell unbegrenzt seien, bilde, vergleichend zum Notleidenden in der Erzählung vom barmherzigen Samariter, das fremde Leid das ausschlaggebende Kriterium für Mass und Umfang. Indem die Theologie über die ethische Frage zum Umgang mit dem Leid hinausgeht, stellt sie in der Wahrnehmung des fremden Leids die Frage nach Gott, als Ruf nach Rettung, als Klage und Anklage. „Zuwendung, das ist die eine Seite der Compassion als Antwort auf die Verzweiflung der Leidenden. Der mit-leidende Schrei nach Gerechtigkeit aber ist die andere." Der dritte Aspekt betrifft die „eschatologische Theologie, als Theologie der ‚befristeten Zeit', wie Metz sagt". Sie beinhaltet die „eher ungeduldige" Erwartung eines Bruches der Gegenwart mit der Geschichte des Leidens und der Ungerechtigkeit. Das vierte Stichwort ist die „*Orthopraxie* [rechtes Handeln], die den Glauben begründet". Im Rahmen einer „Theologie des Eingedenkens an das Leiden Anderer bedeutet [sie] die Suche nach Gerechtigkeit, einer Gerechtigkeit, die im Mitleiden gründet." Dieses „spezifische Mitgefühl" ist nicht das Mitleiden von oben herab. Vielmehr umfasst es ein Anerkennen des Anderen nicht nur als allgemein verletzlicher Mensch, sondern als konkret begegnender Mensch in seinem Leiden (Haker 2001: 438–440).

Um die theologisch orientierte Idee der ‚Compassion' für die Ethik fruchtbar zu machen, geht Haker auf den Gehalt und Status des Mitgefühls oder Mitleids ein. Dazu greift sie auf vier konstitutive Elemente in der Haltung des Mitgefühls zurück.[16] Erstens die Identifikation mit dem Leidenden im Sinne eines die Distanz bewahrenden Perspektivenwechsels. Zweitens die Sorge um das Wohl *des* Anderen, die die Vorstellung des Anderen sicherstellt und, weil sie *nicht für* den Anderen ist, sie auch kontrolliert und vor paternalistischen Haltungen schützt. Drittens die geteilte Menschlichkeit, die durch das Mitgefühl hergestellt wird und in der Überzeugung gründet, dass es zwischen dem faktisch Leidenden und dem Nichtleidenden etwas Verbindendes gibt. Indem in der ‚Compassion' vom gemeinsamen Begriff des ‚*malum commune*' ausgegangen wird, wird der darin zum Ausdruck kommenden fundamentalen Gleichheit und Gemeinschaftlichkeit Respekt geschuldet und

---

16 Mit diesen vier Elementen bestimmte Lawrence Blum die Haltung des Mitgefühls, vgl. dazu Haker 2001.

die faktische Ungleichheit, die Asymmetrie, transzendiert. Da das Mitgefühl auch mit Überzeugungen und Wertungen einhergeht, bilden viertens die Dauer und Intensität im Unterschied zu sprunghaften, schnelllebigen Gefühlen ein wesentliches Element des Mitgefühls und ein Kriterium für seine Ernsthaftigkeit.

Die spontane und reflexive Haltung des Mitgefühls bestimmt Haker als „Haltung der Wahrnehmung, der zuwendenden Aufmerksamkeit und imaginativ vermittelten Identifikation mit jemandem, dessen physische oder psychische Integrität bedroht ist, der Sorge um das Wohl des Anderen und der Herstellung einer grundsätzlichen Gemeinsamkeit, die Gemeinschaft stiftet" (dieses und die nachfolgenden Zitate: Haker 2001: 444–446). Darin kommen auch die biblisch vermittelte Güte als ethischer Gehalt und die Barmherzigkeit Gottes zum Ausdruck. In der „Theologie des Eingedenkens" werden sie reflektiert und können ein „*Medium* der spezifischen religiösen und ethischen Erfahrung von Verantwortung und Zuwendung sein, einer reflexiven Erfahrung, die die zentrale Bedeutung des Mitgefühls für das Handeln wie auch den Glauben herausstellt". Durch die geschichtlich vermittelte Erfahrung des Heilshandelns Gottes wird der Glaubende bestärkt in seiner ethischen Haltung. Die religiöse Erfahrung geht dabei mit der ethischen Erfahrung gleich, verbindet sich aber als Überzeugung in der Identität einer Person „*unablösbar*" mit ihr. Mitleid als altruistisches Gefühl ist von der Überzeugung getragen, dass der Zustand des Leidens einer Person oder eines Kollektivs nach Möglichkeit behoben werden müsse. So wie das Mitgefühl eine Verbindung zwischen dem Mitleidenden und dem Leidenden wie auch zwischen der Identität einer Person und dem Gesollten herstellt, „vermag das Mitleid zwischen dem *Eigenwollen* und dem *Sollen* zu vermitteln". Es nimmt den Status eines „Vermittlungsprinzips" ein und bildet eine „Quelle der *Einsicht*, warum es die normativen Verpflichtungen *für mich* gibt, warum ich überhaupt moralisch handeln soll". Dabei berücksichtigt das Mitgefühl auch Leid, das nicht auf menschlichem Handeln beruht oder von ihm behoben werden kann. Mitleid tritt gerade dort besonders auf, wo menschliches Handeln an seine Grenzen stösst. Dass das Mitgefühl den Anderen in seinem Leiden anzuerkennen und zu respektieren vermag, ist Ausdruck einer reflexiven Auseinandersetzung.

Um der Gefahr des Paternalismus und der ideologischen Überhöhung entgegenzuwirken, ist es nach Haker unerlässlich, das Mitleid an eine Theorie der Rechte zu binden. Sie begründet und rechtfertigt die normativen Ansprüche anderer. Die Gerechtigkeit geht von der Gleichheit aller Moralsubjekte und demzufolge von gleichen Rechten und Pflichten aus. Der Gleichheit aller liegen aber tatsächlich Ungleichheiten voraus. Sie werden im konkret Anderen wahrgenommen und decken hinter den Ungerechtigkeitsstrukturen Personen auf. Auf die Ungleichheit reagiert das Mitgefühl mit spontaner, reflexiv gesicherter Zuwendung. Mitgefühl in seiner strukturellen Dimension „anerkennt die Asymmetrie zwischen Leidenden und Nicht-Leidenden, aus der eine *Ungleichheit* im Hinblick auf die Verteilung von Pflichten und Rechten erfolgt". Mitgefühl ist nach Haker „nicht Gnade, die vor Recht ergeht", sondern „eine Funktion, eine spezifische Dimension der Gerechtigkeit [...], das ‚Andere der Gerechtigkeit', das in der Gerechtigkeit selbst aufscheint". Mitgefühl als „Form der Gerechtigkeit" geht für die konkrete Anerkennung und Achtung von der Asymmetrie aus. Sie ist in der gerechten Praxis aufzuheben und in der Gerechtigkeitstheorie zu reflektieren. Mitgefühl verweist zudem auf einen „Sinn für Solidarität, der im Wohl-Wollen des Anderen [also nicht *für* den Anderen, sondern die Perspektive des Anderen, sein zu wollendes Wohl, ist relevant, d. Verf.] begründet ist", hin. Eine Verantwortung, die die „Autorität der Leidenden", wie Metz es nennt, als „normativen Bezugspunkt anerkennt, kann nur in einer Gerechtigkeitstheorie formuliert werden, die der strukturellen Ungerechtigkeit individuell *und* politisch entgegentritt". Ein angemessenes Mitgefühl, das den Anderen in der vorliegenden Asymmetrie achtet und ihn grundsätzlich als gleich anerkennt, „strebt danach, die Bewegung der Zuwendung und des Aufrichtens zu synchronisieren. Die Zuwendung ist die persönliche, emotionale Seite des Mitgefühls. Das ‚Aufrichten' aber ist die praktische Seite, ist Gerechtigkeit, die Gleichheit erst herstellt, wo sie nicht ist." Darin sieht Haker die „Pointe des Gleichnisses vom barmherzigen Samariter, dem neutestamentlichen Urbild für das angemessene emotionale und handlungsleitende Mitgefühl mit dem Leidenden".

4.2.4 Die tugendethische Sicht – Glaube, Hoffnung, Liebe

Die Erzählung vom barmherzigen Samariter ist hauptsächlich dem individualethischen Bereich zuzuordnen. Es geht um die Haltung des Einzelnen, sein Selbstverständnis und sein Verhältnis zu den in Not sich befindenden Mitmenschen. Strukturen und Rahmenordnung stehen nicht unmittelbar zur Diskussion. Ansatzweise kann in der Versorgung im Gasthaus eine Institutionalisierung der Hilfeleistung gesehen werden. Zudem verweisen die beiden Negativbeispiele des Standes der Priesterschaft auf mögliche individuelle und gesellschaftliche Verhaltensmuster, die eine sozialpolitische Regelung der Hilfe im Sinne der Nächstenliebe als nötig erscheinen lassen.

Tugend als das „Ideal der (Selbst-)Erziehung zu einer menschlich vortrefflichen Persönlichkeit [...] ist eine durch fortgesetzte Übung erworbene Lebenshaltung" (Höffe 2002b). Ohne Spontaneität und tradierte Verhaltensweisen völlig ausser Acht zu lassen, bezeichnet die Haltung den Charakter einer sittlich gebildeten Persönlichkeit, die mit emotionaler und kognitiver Kompetenz aus einer inneren Freiheit und Entschlossenheit heraus das sittlich Gute verfolgt, sodass weder Zufall, noch Gewohnheit oder sozialer Zwang ausschlaggebend sind. Tugenden implizieren, sich in ein kritisches Verhältnis zu setzen sowohl gegenüber eigenen unangemessenen Bedürfnissen und Motivationen als auch gegenüber sozialen Rollenerwartungen. In der christlichen Ethik werden Glaube, Hoffnung und Liebe (vgl. 1 Kor 12–13) als die drei theologischen Tugenden interpretiert. Sie sind auf das Wirken des Geistes zurückzuführen und dementsprechend nicht gleichermassen wie die klassischen philosophischen Tugenden einzuüben und anzueignen. Als Ausdruck einer Glaubenserfahrung und Entscheidung für eine bestimmte Orientierung der Lebensführung sind sie ein Stück weit auch Geschenk, theologisch gesprochen Gnade Gottes, und haben einen bestimmten symbolischen Gehalt. Mit der Rede von einem vom Geist des Glaubens, der Hoffnung und Liebe geprägten Tugendethos vermag es sich von den Gefühlen der Liebe und Hoffnung abzugrenzen. Während letztere individuell zuschreibbar sind und auf etwas Bestimmtes, Persönliches oder eine bestimmte Person gerichtet sind, richtet sich der Geist der Liebe auf *„den Nächsten in der Person des Anderen"* und der Geist der Hoffnung „lässt in vielem hoffen" (Fischer 2002: 161). Dieser Geist muss nicht spezifisch christlich sein. Seine christliche Spezifität erhält er erst in der im Vertrauen geglaubten, erhofften und karitativ umgesetzten Teilhabe an der Geschichte Gottes mit den Menschen und der Welt, die zu einem gelingenden, erfüllten Leben in Frieden und Gerechtigkeit für alle führen will.

4.2.5 Die sozialethische Sicht – Personalität, Solidarität, Subsidiarität

Individual- und Sozialethik sind miteinander verstrickt, insofern der einzelne Mensch immer auch in soziale Strukturen und Institutionen eingebunden ist. In der christlichen Sozialethik gehören die Prinzipien der Personalität, Solidarität und Subsidiarität zum normativen Fundament eines gelingenden Lebens und Zusammenlebens der Menschen. Am Ausgang der sozialethischen Reflexion steht der Mensch als handelndes und verantwortliches Subjekt in einem sozialen Gefüge. „Der Begriff des Menschen als *Person* bildet den Angelpunkt der christlich-sozialethischen Reflexion" (Anzenbacher 1997: 179). Er gründet auf mehreren Aspekten. In seiner Einheit von Leib und Geist ist der Mensch mit Freiheit und Vernunft ausgestattet. Er vermag sich seiner selbst bewusst zu sein, sich zu sich in ein Verhältnis zu setzen sowie über sich hinaus zu denken und zu planen. Seiner Sterblichkeit bewusst, transzendiert er seine Lebenszusammenhänge und fragt nach Ursprung und Sinn des Lebens. Er ist moralisches Subjekt, indem er kraft seiner Vernunft in freier Entscheidung sein Handeln und seine Zwecke bestimmen und zwischen gut und bös unterscheiden kann. Seine Freiheit in der moralischen Entscheidung und Lebensführung zieht die Verantwortlichkeit für seine Praxis nach sich. Für sein volles Menschsein ist der Einzelne notwendig auf den anderen Menschen bezogen. Daher muss er sich in seiner Lebensführung nicht nur gegenüber sich selbst, sondern auch gegenüber seiner Mitwelt verantworten. Aufgrund der Fähigkeiten und Möglichkeiten im Zusammenhang mit der leib-geistigen Einheit kommen dem Menschen als Person eine herausragende Stellung und ein unverfügbarer, unbedingter Wert zu, die im Begriff der Würde gefasst werden. Mit der neuzeitlichen Wende zum Subjekt ist der Mensch als Person „letzter Massstab" (Baumgartner 2004: 265) sozialer Ordnungen. Seinem Wohl, das der Einzelne nur in der Kommunikation und Kooperation mit den anderen Personen in einer menschenwürdigen Weise verwirklichen kann, sollen sie dienen und gerecht werden. Die sozialethische Relevanz der Personalität brachte in der katholischen Soziallehre Johannes XXIII. auf den Punkt: Der Mensch ist „Träger, Schöpfer und das Ziel aller gesellschaftlichen Einrichtungen" (1961/1992: 229, Artikel 219).

In biblisch-christlicher Perspektive drückt die Rede von der Schaffung des Menschen als Abbild Gottes und dem Auftrag, an der guten

Schöpfung Gottes teilzunehmen, die Würde des Menschen (vgl. Gen 1–2; Ps 8 sowie 4.2.2) und sein Personsein aus.[17] Als Geschöpf Gottes erfährt er sich in gleicher Weise mit den anderen Geschöpfen verbunden. Die Kreatürlichkeit setzt ihn aber auch den Grenzen des Lebens aus. Die individuelle Person wie auch die soziale Interaktion können in der Verwirklichung der Wohlordnung versagen. Zudem hebt der biblische Anspruch, sich für ein Mehr an menschenwürdigem Leben in dieser Welt einzusetzen, den eschatologischen Vorbehalt nicht auf. Im Bewusstsein, dass die Vollendung, das Heil, innerzeitlich vom Menschen und der Menschheit nicht zu leisten ist, vermögen Glaube, Hoffnung und Liebe Menschen dazu zu bewegen, über sich hinauszuwachsen und entsprechend der Gerechtigkeit, Güte und Barmherzigkeit Gottes zu handeln (Anzenbacher 1997: 179–183).[18]

Da der Mensch als vielfältiges Bedürfniswesen wesentlich auf die Entfaltung und Erfüllung von existenziellen Zwecken materieller, geistiger, individueller und sozialer Art hingeordnet ist, diese in seiner Bestimmung aber nur in der sozialen Interaktion verwirklichen kann, räumt jene Regelung jedem Menschen die grössten Chancen ein, ein gutes Leben zu führen, die auf einem wechselseitigen Anerkennungsverhältnis beruht. Aus ihm ergibt sich, dass einander wechselseitig Rechte zugestanden werden, welche die Grundbedingungen des Menschseins aufnehmen, und dass die diesen Rechten korrespondierenden Pflichten übernommen werden. Diese menschheitlichen Rechte wurden als Menschenrechte (Freiheits-, Mitwirkungs- und soziale Grundrechte) positiv in einer Rechtsordnung als Grundrechte festgelegt, welche dieses naturgegebene Anerkennungsverhältnis garantieren und durchsetzen helfen sollen. Sie sind nicht nur Schutz- und Anspruchsrechte, sondern auch Abwehrrechte. So sollen für alle die gleichen Freiheitsspielräume gelten, auch gegenüber Drittpersonen. Die persönliche Freiheit hat ihre Grenze an der Freiheit des anderen. Daraus erschliesst

---

17 Vgl. dazu Schockenhoff 1993: 130–150. Der Begriff der Person entspreche auf der anthropologischen Ebene dem theologischen Begriff der Gottebenbildlichkeit. „Die Kategorie der Person benennt den von Gott angerufenen Menschen in seinem eigenen Selbstsein, in dem er von keiner anderen zwischenmenschlichen Instanz besessen werden kann" (133).

18 Bezüglich einer differenzierten Darstellung des Menschenbildes in der Bibel vgl. Schockenhoff 1993: 110–124.

sich angesichts des unbedingten Wertes und der Selbstzweckhaftigkeit des Menschen sein Instrumentalisierungsverbot. Als moralischer Imperativ gilt, dass aufgrund der Bestimmung zur Freiheit und Vernunft die Würde der Person kategorisch und damit unabhängig von subjektiven Klugheits- oder Vorteilserwägungen anerkannt und geachtet wird. Diese moralisch verpflichtende Wechselseitigkeit vermag interkulturell einsichtig zu sein, da sie der Goldenen Regel folgt, die sich auch im Nächstenliebegebot findet (Anzenbacher 1997: 184–193).

Die Prinzipien der Solidarität und Subsidiarität sind aufeinander bezogen und ergänzen sich. Mit der als Grundprinzip geltenden Personalität sind sie insofern verschränkt als dieses in einem reziproken Anerkennungsverhältnis den menschenrechtlichen Status der Person im Sinne eines prinzipiellen Rechtsanspruches jedes Menschen festlegt. Diesen Anspruch konkretisieren die beiden Prinzipien der Solidarität und Subsidiarität. Dabei stellt die Rückbindung an den Menschen mit seiner Würde als Person beide in eine universelle Perspektive und sprengt die kommunitären Grenzen.

Beim Prinzip der Solidarität geht es um die entsprechenden Pflichten, die sich innerhalb der Rechtsgemeinschaft für jeden Menschen und die Rechtsgemeinschaft als solche ergeben. Das Prinzip der Solidarität verpflichtet zu einer „*sozialen Kooperation, deren Ziel es ist, den menschenrechtlichen Status der Person für alle* zu gewährleisten" (die nachfolgenden Zitate stammen aus Anzenbacher 1997: 196–200). Indem es von der Tatsache ausgeht, dass in der Gesellschaft alle im gleichen Boot sitzen und aufeinander angewiesen sind, sowohl in persönlicher Art wie auch über Strukturen und Institutionen, soll dort, wo es nötig ist, Hilfe geleistet werden. Solidarität, das umgangssprachlich die „wechselseitige Verpflichtung bzw. Bereitschaft, füreinander einzustehen" meint und als moderner Begriff für die Nächstenliebe gesehen werden kann, ist auf der Ebene der Gerechtigkeit und des guten Lebens in sozialethischer und individualethischer Sicht zu betrachten. Auf der Ebene der Gerechtigkeit geht es um die rechts- und sozialpolitische Aufgabe, die mit dem menschenrechtlichen Status geschuldeten Solidaritätspflichten einzulösen. Demgegenüber sind die auf der Ebene des guten Lebens geforderten Tugend- beziehungsweise Liebespflichten eine „ungeschuldet-freiwillige, karitativ-verdienstliche Hilfestellung für das Wohl von Mitmenschen". Sozialethisch geht es um die Gestaltung der gesellschaftlichen Rahmenbedingungen, sowohl rechtlich-formell wie auch informell im Sinne der freiwilligen karitativen Einrichtungen (z. B. kirchliche Hilfswerke, Interessenverbände und Netzwerke, nichtstaatliche Organisationen). Eine hilfsbereite Haltung als Ausdruck der persönlichen Solidaritätsgesinnung zeigt sich im Einsatz für eine solidarisch gestaltete Gesellschaftsordnung und im Ausüben der Rechtspflichten und der freiwilligen karitativen Dienste. Auch in Anbetracht der Ausdifferenzierung moderner Gesellschaften bleibt die individuelle Solidaritätsgesinnung bedeutsam, da letztlich die einzelnen Bürger und Bürgerinnen über die Solidaritätsbestimmtheit der sozialen Rahmenordnungen entscheiden. Die Bedeutung der individuellen Solidaritätsgesinnung und die Zusammenhänge zwischen der Solidarität als Strukturprinzip und Tugendbegriff sind aus christlicher Sicht zu betonen. Die Erzählung vom barmherzigen Samariter zeigt, wie bei einer universell geltenden personalen Solidarität jeder Mann und jede Frau jederzeit herausgefordert sein kann, humanitär zu handeln und so ein Bild einer der Würde des Menschen und der Sache gerecht werdenden Gesellschaft zu zeichnen. Im Begriff der Solidarität finden sowohl die Einzelnen in der Bedrängnis wie auch die Anteilnahme durch das Individuum eine öffentliche Stimme. Zudem stellt die in die Strukturen und Institutionen eingebrachte Solidarität eine gewisse Garantie für eine nachhaltige Korrektur misslicher Umstände dar (Baumgartner 2004b: 287).

Das Subsidiaritätsprinzip, in wichtigen Vertragsdokumenten der Europäischen Union zu finden, wurde wesentlich in der katholischen Soziallehre entfaltet und nimmt dort einen gewichtigen Stellenwert ein. Sachlich geht es bis in die antike Philosophie zurück. Das Prinzip setzt „unten" bei der individuellen Person, bei ihrer Freiheit und Verantwortung, an und geht die vielfältigen und hierarchisch gestuften sozialen Strukturen hinauf. Grundsätzlich ist es ein sozialethisches „*Organisationsprinzip des Gemeinwohls*" (Anzenbacher 1997: 212), das eine Richtlinie für die Zuordnung von Kompetenzen und Zuständigkeiten gibt. Die Person, ihre Rechte und Eigenständigkeit sollen gegenüber der nächsthöheren Instanz und insbesondere gegenüber dem Staat geschützt werden. Im Sinne eines Abwehrprinzips soll die höhere Instanz der kleineren nur Hilfe leisten oder Aufgaben übernehmen, die sie nicht selbst erbringen kann. Jede gesellschaftliche Tätigkeit soll subsidiär im Dienste der einzelnen Person stehen. Sie soll sich bestmöglich entfalten können. Es geht um die Hilfe zur Selbsthilfe und damit auch um eine Ermächtigung und Anerkennung des Individuums. Die gesellschaftliche Hilfeleistung ist von daher unter Beachtung der Prioritätsregeln von Hilfestellungsgebot und Kompetenzanmassungsverbot zu organisieren. Das Prinzip der Subsidiarität bringt sowohl ein Anliegen der christlichen Sozialethik wie auch moderner westlicher Gesellschaften zum Ausdruck. Der Vorrang gilt der Wahrnehmung der einzelnen Person als Subjekt, ihrer Freiheit und ihrem Wohl, als auch der Schaffung von Bedingungen, die möglichst allen, auch jenen, die am Rande stehen oder anderen Kulturen angehören, ein menschenwürdiges Leben in Freiheit ermöglichen. Dazu beizutragen sind die Einzelnen gemäss ihrem Vermögen wie auch die sozialen Gebilde entsprechend den Notwendigkeiten und Möglichkeiten in solidarischer Subsidiarität verpflichtet. Nicht umsonst steht in der Erzählung vom barmherzigen Samariter nicht dieser, sondern der von den Räubern Überfallene im Mittelpunkt: Nur er kommt in jeder Szene einer sozialen Interaktion vor. Zudem bestimmt seine Optik, wer ihm zum Nächsten wird und welches Tun in seiner Situation not-wendend ist.

4.2.6 Diakonie – eine Grundfunktion von Kirche

Die Diakonie gilt als eine der Grundfunktionen christlich-kirchlicher Gemeinschaft. Diakonisch-karitatives Handeln stellt somit auch ein ethisches Themenfeld für das kirchliche Leben dar. Dabei treten genauso wie in der Gesellschaft die Spannungen zwischen den Ebenen der Gerechtigkeit und der Tugend wie jenen der karitativ-freiwilligen und institutionalisiert-professionellen Tätigkeiten auf. Im Sinne der biblischen „Option für die Armen" bildet das konkrete Achthaben für jene, die am Rande stehen, für Arme, Kranke, Einsame, Fremde, Ausgegrenzte, eine Voraussetzung zur Übernahme diakonischer Verantwortung. Diakonisches Handeln beinhaltet sowohl die materielle Hilfe wie auch die Respektierung und Annahme des anderen als Person. Im Zentrum stehen die umsichtige Beziehung und die Sorge um den konkret anderen Menschen in seiner Bedürftigkeit und zu achtenden Menschenwürde. Indem diese Sorge jedem Menschen, unabhängig von seiner Herkunft oder Religion, entgegen gebracht wird, können sich Nachfolge Jesu und die Liebe Gottes zu den Menschen konkretisieren. Weil kirchliche Diakonie auch für die weltweite Not aufmerksam sein muss, gilt es über die eigene Gemeinschaftsgrenze hinauszublicken und mit anderen Institutionen Koalitionen zu bilden (Heimbach-Steins 2001: 150–152). Gerade in der praktizierten Solidarität und Subsidiarität bekommt die christliche Diakonie eine soziale, politische und kulturelle Dimension für die kirchliche Gemeinschaft wie auch für die Gesellschaft insgesamt. Zu einer von Solidarität und Subsidiarität geprägten Lebensführung gehören zudem eine Selbst- und Fremdkritik, die anwaltliche Erhebung der Stimme für jene, die dies nicht können, sowie die Förderung einer diesen Prinzipien gerecht werdenden öffentlichen Meinung und Bewusstseinsbildung. Ebenso sollen sich die Beziehung und Zusammenarbeit zwischen Professionellen und Ehrenamtlichen in ihrem gemeinsamen Dienst am Mitmenschen durch Subsidiarität und Partizipation auszeichnen. So braucht Diakonie eine „Vielzahl von Akteuren mit je eigenen Kompetenzen und Sensibilitäten" und die diakonische Verantwortung „spielt auf verschiedenen Ebenen des Handelns" (Heimbach-Steins 2001: 162). Die Erzählung vom barmherzigen Samariter lässt es offen, wie der Toragelehrte zukünftig handelt. Hier zeigen sich die individuelle Bereitschaft, Möglichkeit, aber auch Verantwortung gegenüber den Menschen und der Gesellschaft. Von daher vermag die institutionalisierte und professionelle Hilfe für jene, die es notwendig brauchen, am ehesten Gewähr bieten, dass die Hilfe auch möglichst unabhängig von den je nach Situation unterschiedlichen persönlichen Voraussetzungen umgesetzt wird. Die Bedeutung der Organisation, Zusammenarbeit und Berücksichtigung persönlicher Verhältnisse kommt auch in der biblischen Erzählung zum Ausdruck. Mehrere Personen leisten an verschiedenen Orten auf unterschiedliche Weise Hilfe oder eben nicht.

Wie wichtig den christlichen Kirchen die Sorge um Kranke und Hilfsbedürftige ist, zeigt sich auch in der bereits früh in der Geschichte stattfindenden Institutionalisierung und Professionalisierung der Diakonie (vgl. 1.2.1). Als Beispiele dafür stehen im Mittelalter die Klostermedizin und die christlichen Hospize, im 19. und 20. Jahrhundert, nach der neuzeitlichen Wende und Säkularisierung, die institutionalisierte Caritas und Diakonie. Sie führte auch dazu, dass z.B. in Deutschland viele Spitäler und Heime, aber auch Hospize im Rahmen der Palliative Care, eine kirchliche Trägerschaft aufweisen (Zimmermann-Acklin 2006: 122–123, Schumann 2004: 72–95).

5. Medizinethische Grundlegung

5.1 Ärztliches Berufsethos und historische Entwicklung zur medizinischen Ethik

Schon in frühester Zeit regelte die Medizin in moralischer Hinsicht ihr Handeln. Sie brachte dies in der Form eines ärztlichen Berufsethos zum Ausdruck. Im grundsätzlich bis heute bestehenden Ethos verpflichten sich die Ärztinnen und Ärzte, Grundregeln ihres Berufsstandes einzuhalten. Dazu gehören das Wohl der Patienten als oberstes Gesetz *(salus aegroti suprema lex)* zu beachten und den Patienten insbesondere keinen Schaden zuzufügen *(primo nil nocere)*. Zudem verbinden sich mit dem Ethos Einstellungen und Grundhaltungen wie die Hilfsbereitschaft oder Verschwiegenheit. Das Berufsethos gibt sich die Ärzteschaft selbst. Sie trägt es berufsintern weiter. Wirksam kann es aber nur sein, wenn sich die Ärzteschaft als Einheit versteht und das Ethos sowohl für die Ärzteschaft wie die Gesellschaft transparent, überblickbar und in seinen Wertüberzeugungen nachvollziehbar ist.

Primär realisiert sich das Ethos in der Beziehung zwischen Patient und Arzt als einem zentralen Ort medizinischen Handelns. Darin manifestiert sich, dass medizinisches Handeln nicht lediglich eine statische Anwendung medizinisch-technischen Wissens und Könnens ist. Vielmehr können im Zusammenhang mit der Erkrankung eines Menschen alle Dimensionen einer Person in ihrer Existenz betroffen sein und Krankheit wie medizinisches Handeln verlaufen prozesshaft auf eine offene Zukunft hin. Im Verhältnis zwischen Arzt und Patient spielt auch ein entsprechendes Ethos der Patienten eine Rolle. Es beinhaltet, dem Arzt gegenüber einen Vertrauensvorschuss zu gewähren, eine angemessene Anspruchshaltung einzunehmen und die Grenze zwischen freundschaftlich-privaten und professionellen Diensten einzuhalten (Höffe 2002). Obwohl das Handeln gemäss einem Ethos sowohl für die Patientin als auch die Ärztin innerhalb eines verbindlichen Rahmens einen grösstmöglichen, notwendigen freien Ermessensspielraum erlaubt und z. B. einer Verrechtlichungstendenz entgegenzuwirken vermag, genügen heute angesichts der strukturellen Veränderungen in der Medizin und des Wandels in der Gesellschaft ein ärztliches Berufsethos allein nicht mehr für eine „medizinische Ethik im engeren Sinne". Sie versteht sich als

> reflexiv-argumentative Disziplin, deren Aufgabe in der Prüfung, Begründung und gegebenenfalls Vermittlung der für den Bereich der Medizin relevanten ethischen Regeln, Einstellungen und Institutionen im Licht der generellen ethischen Prinzipien und der jeweiligen Handlungskontexte besteht (Honnefelder 1998: 652).

Für die Ethik wichtige Veränderungen in Gesellschaft und Medizin betreffen den Beginn und das Ende des Lebens. Hier erweiterte der medizinisch-technische Fortschritt die Erkenntnisse und Handlungsmöglichkeiten beträchtlich. Heute sind wir oft mit chronisch verlaufenden Krankheiten konfrontiert, die uns einerseits physisch, psychisch, sozial und geistig-spirituell aussergewöhnlich fordern können. Andererseits stellen sie uns im Zusammenhang mit den möglichen medizinisch-technischen Interventionen zur Behandlung oder Lebensverlängerung und mit der gewünschten bestmöglichen Lebensqualität für jeden Einzelnen vor neuartige, komplexe und auch schwerwiegende moralische Entscheidungen. So kann der dringliche Wunsch, alles Mögliche zu unternehmen, um noch Jahre gesund weiterleben zu können, angesichts einer bereits fortgeschrittenen Krebserkrankung mit erheblichen Nebenwirkungen und geringen Heilungschancen verbunden sein. Neben dem, dass die Behandlung kostenintensiv ist, führen hier die traditionellen Prinzipien, das Wohl des Patienten zu beachten und ihm keinen Schaden zuzufügen in einen moralischen Konflikt. Es geht heute nicht mehr allein darum, ob notwendige Handlungsmöglichkeiten vorhanden und anwendbar sind. Vielmehr muss eine Güterabwägung getroffen werden, die sowohl die medizinischen und gesellschaftlichen Bedingungen als auch die persönlichen Präferenzen und Wertvorstellungen des Patienten berücksichtigt und bis zu einem gewissen Grade auch jene des ihn betreuenden medizinischen Teams einbezieht. Mit den durch Humanismus, Aufklärung, Reformation und französische Revolution initiierten neuzeitlich-modernen Veränderungen der Gesellschaft entstand ein Wertepluralismus, der die Orientierung in moralischen Fragen nicht mehr allein einem berufsintern gegebenen Ethos oder einer einzigen religiösen Weltanschauung überlassen kann und will. So ist die Arzt-Patient-Beziehung heute weniger von einer paternalistischen Haltung der einseitigen Fürsorge geprägt, sondern geht von der Autonomie des Patienten *(voluntas aegroti suprema lex)* aus und ist gegenüber verschiedenen philosophisch und religiös fundierten Einstellungen offen. Im Rahmen eines prozessorientierten Dialogs finden sich Ärztin und Patient im Kontakt mit verschiedenen medizinischen Professionen und ihren Methoden, mit Angehörigen, eventuell freiwilligen Begleitern und Begleiterinnen wie auch unterschiedlichen Institutionen, z.B. der Ethik oder Sozialversicherungen, um zum Wohl möglichst aller einen humanitär und gesellschaftlich gangbaren Weg zu beschreiten. Dabei liegt die Rolle der Ärztin oft in jener der Beraterin. Sofern es dem Patienten möglich ist, trifft er letztlich in eigener Verantwortung die Entscheidung für das, was mit ihm geschieht.

Die ärztliche Ethik oder – umfassender ausgedrückt und den heutigen Bedingungen eher entsprechend – die medizinische Ethik stellt keine Sonderethik dar. Sie vertritt Aspekte einer allgemeinen Moral unter Berücksichtigung besonderer Sachgegebenheiten (Höffe 2002). Seit Ende der sechziger Jahre des letzten Jahrhunderts hat sich, zuerst in den USA, die medizinische Ethik, wie sie sich heute als Disziplin versteht, entwickelt. Angestossen durch Missbrauch und Unangemessenheit bezüglich heute in westlichen Gesellschaften allgemein gültigen Werten in der Forschung am Menschen, beauftragte der U.S. Congress eine nationale Kommission, sich mit der Forschungsethik und ihren Leitlinien in den Institutionen auseinanderzusetzen. Im sogenannten Belmont Report wurden als grundlegende Prinzipien die Achtung vor der Person, die Fürsorge beziehungsweise das Wohltun oder Wohlwollen und die Gerechtigkeit genannt. Angewendet als „general framework for handling problems of research ethics" (Beauchamp & DeGrazia 2004: 56), führte z.B. das Prinzip der Achtung gegenüber der Person, welches den Schutz ihrer Autonomie und Würde anzielt, dazu, dass, bevor die Person in die Forschung einbezogen wird, sie nach einer entsprechenden Aufklärung ihre Zustimmung geben muss *(informed consent)*. Das Prinzip des Wohltuns forderte eine Risiko-Nutzen-Abschätzung der vorgesehenen Forschung. Beim Prinzip der Gerechtigkeit ging es um eine faire Auswahl der Probanden. Sie sollten z.B. nicht nur aus einer sozial tieferen Schicht stammen. Bezeichnenderweise setzte sich für den praktischen Alltag in Forschung und Klinik keine ethische Theorie durch, die sich ausschliesslich auf einen klassischen Ansatz der philosophischen Ethik bezog, weder den Utilitarismus oder die kantische Deontologie noch die Tugend- oder Diskursethik. Die Auseinandersetzung mit dem Individualismus, dem Pluralismus von Werten und moralischen Überzeugungen in der Gesellschaft sowie der Vielfalt von Ethiktheorien führte zur Entwicklung von pragmatischen Ansätzen. In der Medizinethik konnte sich in der Praxis von Forschung und Klinik bis heute sowohl in den USA als auch in Europa weitgehend der Ansatz von Beauchamp und Childress (1979/2001) etablieren (Reiter-Theil 2007: 66, Quante & Vieth 2003: 136, Honnefelder 1998: 656). Er geht von vier sogenannten mittleren Prinzipien aus. Damit entspringt der Ansatz weder einer gänzlich abstrakten Theorie noch gründet er allein im konkreten Kontext. Drei der Prinzipien nannte bereits der Belmont Report. Hinzukommt das Prinzip des Nichtschadens. Traditionelle medizinethische Prinzipien (Wohltun und Nichtschaden) werden mit Prinzipien (Achtung der Autonomie und Gerechtigkeit) verbunden, die von der europäischen Aufklärung her über die amerikanische Bürgerrechtsbewegung als geltende Normen die westliche Gesellschaft prägen, in der Medizin bislang aber vernachlässigt wurden. Mit den als normatives Gerüst, als „framework for biomedical ethics" (Beauchamp & DeGrazia 2004: 57), dienenden Prinzipien legen Beauchamp und Childress nahe, dass eine möglichst umfassend geltende, auf Dauer angelegte und von verschiedenen moralphilosophischen Theorien und religiös-kulturellen Voraussetzungen her annehmbare medizinische Ethik auf Prinzipien gründen muss, soll sie in einer pluralistischen Gesellschaft praktisch umsetzbar sein.

5.2 Prinzipienethik in der Medizin

5.2.1 Zum Prinzipienansatz von Beauchamp und Childress

Der wegen seiner Basierung auf vier Prinzipien auch *principlism* beziehungsweise ‚Prinziplismus' genannte Ansatz von Beauchamp und Childress grenzt sich von Konzepten ab, die ein einziges, die Moral begründendes Prinzip zum höchsten machen, wie z.B. der klassische

Utilitarismus, dem es um die Maximierung des Wohls und Nutzens geht. Gründe, dass sich solche Theorien in der Medizinethik nicht durchsetzten, liegen einerseits darin, dass moralische Überlegungen und Urteile direkt aus komplexen Problemsituationen in der medizinischen Praxis erfolgen. Höchste, absolute Prinzipien werden für die konkrete Situation als zu abstrakt und wenig zielführend erlebt. Andererseits existiert ein Autoritätsproblem, indem die Erfahrung zeigt, dass sich ein Prinzip oder eine moralische Theorie nur in dem Masse durchsetzen können, wie sie auch in der gelebten Moral verankert sind. Zudem teilen nicht alle in die ethischen Entscheidungen einbezogenen Menschen die gleichen Überzeugungen (Beauchamp & DeGrazia 2004: 60).

Beauchamp und Childress verstehen Prinzipien als grundlegende, aber nicht absolute Standards, die *prima facie* alle gleichermassen gelten. Sie dienen sowohl als analytisches Instrument wie auch als Leitlinien für weitere Kriterien und Regeln, um zu einer ethisch vertretbaren, konkreten Problemlösung zu kommen. Die Prinzipien, die abstrakter sind und mehr Spielraum für Urteile in den einzelnen Situationen lassen, sind nicht scharf von den inhaltlich konkreteren und situationsspezifischeren Regeln zu trennen. Die Autoren unterscheiden zwischen inhaltlichen Regeln (z. B. der Wahrhaftigkeit und Vertraulichkeit), Befugnisregeln, die sich auf die Entscheidungsautorität beziehen (z. B. im Zusammenhang mit der Bestimmung einer Vertrauensperson bei entscheidungsunfähigen Personen oder mit der Ausübung eines Berufes) und prozeduralen Regeln (z. B. das Vorgehen bei der Allokation knapper Mittel im Gesundheitswesen) (Beauchamp & Childress 2001: 12–14).

Indem Beauchamp und Childress auf die Erfahrung zurückgreifen, die aufzeigt, dass die vier Prinzipienkategorien aus der *common morality* stammen, entbinden sie sich von einer theoretischen Letztbegründung ihres Ansatzes. Unter ‚common morality' verstehen sie jene gelebte Moral, die alle moralisch seriösen und vernünftigen Menschen teilen und als Bestandteil ihres Allgemeinwissens anerkennen. Sie enthält Normen, die universal, also für jeden Menschen an jedem Ort, als verbindlich gelten. So gehe jede moralische Person davon aus, dass eine moralische Lebensführung verlange, Personen und ihre Rechte zu respektieren, sich für ihr Wohlergehen einzusetzen und sie fair zu behandeln. Als weitere Regeln führen sie auf, nicht zu töten oder Versprechen einzuhalten. In früheren öffentlichen Diskursen sei dieser universale moralische Kernbestand im Zusammenhang mit den Menschenrechten zum Ausdruck gekommen. Neben den Prinzipien und Normen gehörten wesentlich auch Pflichten und Tugenden zur *common morality*. Von der *common morality*, einer Moralität im engeren Sinne, wird jene Moralität abgegrenzt, die zusätzlich für eine bestimmte Gemeinschaft aufgrund von besonderen religiösen, kulturellen oder institutionellen Ausrichtungen gilt, oder die aussergewöhnliche Tugenden umfasst und freiwillig moralische Ideale verfolgt (Beauchamp & Childress 2001: 2–5, Beauchamp & DeGrazia 2004: 58–59). In Anlehnung an den *overlapping consensus*, wie ihn John Rawls beschreibt (Rawls 2003), sind die vier Prinzipien als Bestandteil der *common morality* vergleichbar mit jenen in der Gesellschaft bestehenden Auffassungen, die mit Rawls *considered judgements* (Beauchamp & Childress 2001: 398) genannt werden. Diese wohlüberlegten Urteile sind Ausdruck von moralischen Überzeugungen, in die wir höchstes Vertrauen setzen und von denen wir glauben, am wenigsten voreingenommen zu sein. Somit können sie eine hohe Gewähr bieten, nicht von Vorurteilen oder persönlichen Interessen geleitet zu sein. Sie bilden die Voraussetzung dafür, dass sich in einem liberalen Staat mit einer pluralen Gesellschaft trotz verschiedener und teils widersprüchlicher moralischer, religiöser und philosophischer Lehren in ethischen Entscheidungssituationen ein Konsens bilden kann. Im Konzept des Überlegungsgleichgewichts von Rawls (1979: 65–73) werden die wohlerwogenen moralischen Urteile im Rahmen eines Reflexions- und Anpassungsprozesses von Widersprüchlichkeiten befreit und in einen kohärenten Zusammenhang gebracht. Die Urteile können sowohl einen konkreten Fall betreffen wie auch Regeln, Prinzipien und Theorien. Indem sie gegeneinander abgewogen werden, können sie korrigiert oder angepasst werden. Die Rechtfertigung der einzelnen moralischen Urteile erfolgt weder rein deduktiv *(top-down)* noch rein induktiv *(bottom-up)*. Vielmehr rechtfertigen sie sich „durch ihre Stimmigkeit, Plausibilität und gegenseitige Unterstützung im Gesamtzusammenhang eines Überlegungsgleichgewichts" (Rauprich 2005: 27). So zielt auch der Ansatz von Beauchamp und Childress darauf, mit dem methodischen Modell des Überlegungsgleichgewichts eine Kohärenz beziehungsweise ein reflexives Gleichgewicht *(reflective equilibrium)* herzustellen zwischen intuitiv begründeten, wohlüberlegten moralischen Urteilen im praktischen Alltag und Erkenntnissen aus theoretischen Überlegungen. Das Kohärenzmodell dient der Rechtfertigung, welche Form ethischer Orientierung die beste ist. Neben der Auswahl der Prinzipien kann es aufzeigen, wie verschiedene und unter sich konfligierende Prinzipien und Normen kohärent aufeinander bezogen werden. Keine Ebene und kein Prinzip hat Priorität. Beauchamp und Childress räumen ein, dass kein vollständig stabiles Gleichgewicht zu erwarten ist. Vielmehr geht es um ein immer wieder neu einzustellendes, fliessendes und sich ausbalancierendes Gleichgewicht, in dem sich die Ebenen gegenseitig auch in Frage stellen. Die praktischen moralischen Urteile stehen in der Gefahr, tradierte Vorurteile einzubeziehen oder Eigeninteressen zu bevorzugen, und die Moraltheorien und Prinzipien, der konkreten Situation unangemessen zu sein. Dies ermöglicht sowohl die Weiterentwicklung der *common morality* als auch jene der Ethiktheorien. Beauchamp und Childress rechtfertigen somit ihren Ansatz einerseits unmittelbar aus der *common morality* und andererseits mittels des Kohärenzmodells (auch als Common-Morality-Theorien bezeichnet) (Beauchamp & Childress 2001: 397–401, Beauchamp & DeGrazia 2004: 69, Zimmermann-Acklin 2000: 36–37).

So wie Beauchamp und Childress mittels der Kohärenztheorie die vier Prinzipienkomplexe als einen Kernbestand der *common morality* und der Medizin herausfilterten, sind die Prinzipien für die jeweiligen spezifischen ethischen Entscheidungssituationen in der Medizin und bei biopolitischen Themen inhaltlich näher zu konkretisieren. Die Prinzipien und die aus ihnen folgenden Pflichten gelten *prima facie* und nicht absolut. Bezogen auf eine Situation, sind sie nur solange verpflichtend, als sie nicht mit einer gleichwertigen oder stärkeren Verpflichtung in Konflikt geraten (vgl. für die nachfolgenden Überlegungen Beauchamp & Childress 2001: 14–23). In der Dilemmasituation, in der zwei gleichwertige Verpflichtungen im Widerstreit liegen, gilt es einerseits zu versuchen, das zu abstrakte Prinzip oder die Norm inhaltlich näher zu bestimmen, ohne dass sie dadurch generell ausser Kraft gesetzt würden. So entstehen weitere Unterprinzipien und Regeln, die erlauben können, eine der konkreten Situation angemessene Entscheidung zu treffen. Dieses Verfahren nennen die Autoren „specification". Andererseits kann das mit der Spezifizierung im Zusammenhang stehende Konzept der Balancierung („balancing") angewendet werden. Hier werden im Sinne einer wohlüberlegten Beurteilung die konfligierenden Prinzipien und Normen gegeneinander abgewogen. Indem die guten Gründe für die stärkere Gewichtung des einen Prinzips vernünftig dargelegt werden können, ist die Wahl beziehungsweise die Ausnahme von der Verpflichtung gegenüber dem anderen Prinzip als gerechtfertigt zu betrachten. Die Begründung kann im Sinne einer Spezifizierung in die eine Regel eingebaut werden. Aufgrund der Kritik, die Methode der Balancierung oder Abwägung sei zu intuitiv oder zu wenig geregelt, stellten die Autoren eine Liste von Bedingungen auf (z.B. müssen bessere Gründe für die bevorzugte Norm als für die nicht eingehaltene vorliegen, oder es muss eine realistische Aussicht bestehen, das angestrebte moralische Gut zu erreichen), um die Entscheidung objektiver zu machen. In einer pluralistischen Gesellschaft ist jedoch davon auszugehen, dass die Akzeptanz grösser ist, wenn keine absoluten Prinzipien und Leitlinien vorgegeben werden. Angesichts der Komplexität bioethischer Fragestellungen gibt es auch keinen einzigen richtigen Lösungsweg für alle Konfliktsituationen. Die Erfahrung zeigt, dass in Bezug auf die vier Prinzipien grundsätzlich ein Konsens herrscht, auch wenn individuelle Überzeugungen oder religiös-kulturelle Hintergründe verschieden sind. Die relative Offenheit der mittleren Prinzipien und des auf der Vernunft basierenden reflexiven Gleichgewichts vermag zudem gerade den in der Medizin wichtigen individuellen und situativen Besonderheiten eher gerecht zu werden.

Den vier Prinzipienkategorien widmet das Buch vier eigene Kapitel.[19] Als erstes Prinzip wird jenes des *Respekts vor der Autonomie* behandelt. Die Autoren betonen zu Beginn, dass die gewählte Reihenfolge der Darstellung der Prinzipien nicht mit einer hierarchischen Einstufung gleichgesetzt werden dürfe. Trotz der tiefen Verankerung des Prinzips des Respekts vor der Autonomie in der *common morality* gelte gleiches auch für die anderen drei Prinzipien. Ihr Konzept des Respekts vor der Autonomie sei weder ausschliesslich individualistisch noch allein Vernunft orientiert. Berücksichtigt würden ebenso Emotionen und die konstitutiv zum Menschen gehörende Sozialität. Da das Verständnis über die Autonomie weit auseinandergeht, widmen die Autoren den ersten Teil diesem Bereich. Sie gehen von der normativen Bedeutung der vernünftigen Selbstgesetzgebung aus. Die Personen sollen in Freiheit und damit unabhängig von äusseren Kontrollen, Ein-

---

19 Vgl. Beauchamp & Childress 2001: 57–282. Neben dem Buch folgt die nachfolgende Darstellung der Prinzipien jener bei Quante & Vieth 2003: 137–140, und Rauprich 2005: 19–21.

flüssen oder Autoritäten wie Ärzten über sie selbst betreffende Angelegenheiten entscheiden können. Dazu gehört, dass sie ihre eigenen Vorstellungen von einem guten Leben wählen, entsprechend handeln und dafür die Verantwortung übernehmen können. Diese Fähigkeit von Personen ist zu respektieren, sowohl im Sinne einer Anerkenntnis wie auch im Handeln ihnen gegenüber. Die damit verbundenen *prima facie* Pflichten können im berechtigten Einzelfall wegfallen, ohne dass das Prinzip des Respekts vor der Autonomie dadurch aufgehoben würde. So endet die freiheitliche Selbstbestimmung an der Grenze jener von anderen Personen, oder wenn sie mit der Rationalität nicht mehr vereinbar ist.

Indem das Prinzip des Respekts vor der Autonomie verpflichtet, die Fähigkeit zur Selbstbestimmung sowohl anzuerkennen als auch sie zu fördern, enthält es grundsätzlich zwei Prinzipien. Negativ ausgedrückt ist es das Verbot, die Selbstbestimmung von dazu fähigen Personen zu behindern oder zu missachten. Der positive Gehalt besteht in der Verpflichtung des Arztes oder medizinischen Personals, dem Patienten die notwendige Information, z. B. über die Therapiemöglichkeiten und ihre Vor- und Nachteile, zur Verfügung zu stellen, damit dieser eine eigene vernünftige und sinnvolle Entscheidung fällen kann. Der Arzt soll den Patienten nicht im Sinne einer Autorität beeinflussen, sondern ihn beratend zu einer eigenen Entscheidung ermächtigen. Das Prinzip des Respekts vor der Autonomie bildet die Grundlage für das Konzept der informierten Zustimmung *(informed consent)*. Dieses kann auch das Recht auf Nichtwissen oder die Ablehnung einer medizinischen Intervention *(informed refusal)* umfassen. Möchte der Patient in seiner Entscheidungssituation in einer direktiven Weise durch den Arzt unterstützt werden, so ist das sein Wille, und der Arzt verletzt das Prinzip nicht, sondern ist gefordert, diese Hilfe zu leisten. In Situationen, in denen die Urteilsfähigkeit der Patienten nicht mehr gegeben ist, gilt es, im Sinne einer stellvertretenden Entscheidungsfindung *(surrogate decision-making)* zu handeln. Kriterien dazu werden formuliert. Auch die Gebote der Vertraulichkeit, der Respektierung der Privatsphäre und der Wahrhaftigkeit leiten sich vom Prinzip des Respekts vor der Autonomie ab.

Zu Konflikten kommt es, wenn der Patient eine seinen Werten und seinem Wohl entsprechende Entscheidung trifft, die von den anderen Beteiligten nicht als vernünftig und gut für ihn angesehen werden oder mit den eigenen Werten kontrastieren. Diese Situation kann z.B. gegeben sein, wenn der Patient nach einer Tötung verlangt oder eine Beihilfe zum Suizid wünscht, um von seinem Leiden erlöst zu werden.

Das Prinzip der *nonmaleficence*, des *Nichtschadens*, wird von Beauchamp und Childress als zweites behandelt. Es zielt auf die Verpflichtung, anderen keinen Schaden zuzufügen. Medizinhistorisch steht dieses Verbot *(primum non nocere)* in enger Verbindung mit dem Prinzip des Wohltuns *(beneficience)*. Der Arzt übt seine Tätigkeit in einer Haltung der Fürsorge aus, die das Gute beziehungsweise das Wohl für die Kranken anstrebt, sein Wissen und Können aber nicht zu deren Schädigung anwendet. Nach Bondolfi geht gemäss der aristotelisch-thomistischen Tradition die mit dem Prinzip des Wohltuns verbundene Entscheidung, das Wohl beziehungsweise das Gute für den Anderen zu wollen, nicht auf ein Gefühl oder sinnliches Begehren zurück, sondern auf einen „expliziten rationalen Willensakt" (Bondolfi 1999: 103). Klassisch verstanden seien somit die heute oft mit Sentimentalität verbundenen Wörter ‚Fürsorge' oder ‚Wohltätigkeit' beziehungsweise ‚Wohlwollen' mit vernünftigen Urteilen verbunden. Beauchamp und Childress favorisieren dabei eine, wenn auch nicht immer streng einzuhaltende, Unterscheidung zwischen den beiden Prinzipien. Sie behandeln sie entsprechend getrennt als zwei der vier grundlegenden Prinzipien. Das Prinzip des Nichtschadens bringt mit seinem negativen Gehalt die Verbote, z.B. nicht zu töten oder kein Leiden zuzufügen, zum Ausdruck. Demgegenüber enthält das Prinzip des Wohltuns die positiven Verpflichtungen des Helfens. Entsprechende Regeln lauten, Menschen mit Behinderungen zu helfen, in der Not zu retten, die Rechte anderer zu schützen und verteidigen oder Schaden zu verhüten, kompensieren oder beseitigen. Für die konkrete Situation sind beide Prinzipien zu spezifizieren und der Schaden und Nutzen einer Intervention gegeneinander abzuwägen. Ein höherer Nutzen kann ein grösseres Risiko rechtfertigen. Zwischen zwei Übeln, verursacht durch die Krankheit und z.B. die resezierende operative Behandlung, gilt es, das geringere Übel zu wählen. In der Entscheidungsfindung spielen dabei neben dem medizinischen Können nicht nur empirische Tatsachen und Wahrscheinlichkeitsrechnungen eine Rolle, sondern auch Aspekte der Selbstbestimmung für das persönliche Leben und der Gerechtigkeit in der Gesellschaft.

Für die Autoren ist die Stringenz der Verpflichtungen des Nichtschadens grösser als jene des Wohltuns. Das Prinzip des Nichtschadens kann universell angewendet werden, darf nicht parteiisch sein und berechtigt zu juristischen Sanktionen. So sei es eher möglich, niemandem zu schaden als allen zu helfen. Moralisch sei es erlaubt, bevorzugt Personen, mit denen wir eine besondere Beziehung (z.B. Kinder, Freunde oder Patienten) haben, beizustehen und Gutes zu tun, hingegen nicht, bevorzugt entfernte Personen zu schädigen. Juristische Sanktionen gegen massgebliche Verstösse des Nichtschadens-Prinzips seien eher zu rechtfertigen als solche gegen das Prinzip des Wohltuns. Gewisse Regeln des Wohltuns gelten jedoch gegenüber allen Personen, so z.B. die Pflicht zur Rettung unter den Bedingungen eines minimalen Risikos.

Die Themenfelder des Prinzips des Nichtschadens umfassen die Unterscheidung von Töten und Sterbenlassen, beabsichtigten und vorausgesehenen schädigenden Folgen, Fortsetzung und Abbruch von Leben erhaltenden Massnahmen sowie aussergewöhnlichen und gewöhnlichen Behandlungen. Für die Entscheidungsfindung bezüglich Lebenserhaltung oder Begleitung im Sterben bei terminal kranken und verletzten Menschen sei ein Regelwerk notwendig. Dabei verstehen Beauchamp und Childress ihre Interpretation des Prinzips des Nichtschadens bevorzugt als Billigung von Lebensqualitätsurteilen.

Das Prinzip des *Wohltuns* umfasst zwei Prinzipien. Es begründet, wie oben angeführt, die positiv formulierten Gebote, anderen zu helfen und sich für ihr Wohl einzusetzen. Potenziell verlangen sie mehr als die Verpflichtungen des Nichtschadens, die in der Unterlassung einer schädigenden Handlung zum Ausdruck kommen. Mit dem Gebot sind insbesondere jene Handlungen gemeint, die anderen dazu verhelfen, ihre bedeutenden und legitimen Interessen wahrzunehmen. Neben dem Gebot, das Gute zu tun *(positive beneficience)*, enthält das Prinzip des Wohltuns das Gebot, den gesamthaften Nutzen beziehungsweise den Gewinn zu befördern *(utility)*. Die Verantwortlichen sollen Wirkungen und Nebenwirkungen, Vor- und Nachteile, Chancen und Risiken, Kosten und Nutzen einer Handlung abwägen und jene Option wählen, die das beste Resultat, das grösste Wohl, bringt. Die Autoren grenzen das Prinzip ab von der Tugend des Wohlwollens beziehungsweise der Barmherzigkeit *(virtue of benevolence)*, von verschiedenen Formen karitativer Sorge und nicht allgemein verpflichtenden, altruistischen Idealen der Wohltätigkeit wie sie z.B. gemeinhin in der Interpretation der Erzählung vom barmherzigen Samariter dargestellt werde. Sein moralisches Handeln erscheine als aussergewöhnlich.

Themen sind hier der Konflikt zwischen dem Prinzip des Respekts vor der Autonomie und dem Prinzip des Wohltuns, wie er beim Paternalismus vorkommt. Die Abwägung von Nutzen, Risiken und Kosten betrifft nicht nur die Arzt-Patient-Beziehung, sondern auch die Gesundheitsversorgung im Ganzen einer Gesellschaft.

Im Prinzip der *Gerechtigkeit,* das als viertes behandelt wird, steht die Frage nach der Gerechtigkeit im Zusammenhang mit dem Zugang zur Gesundheitsversorgung und den steigenden Kosten im Gesundheitswesen zur Debatte. Dazu werden verschiedene Theorien und Konzepte diskutiert. Im Sinne von Beauchamp und Childress geht es bei der Gerechtigkeit um Fairness sowie darum, dass jeder das erhält, worauf er Anspruch hat oder was er verdient. Im Zentrum steht die Verteilungsgerechtigkeit. Gesundheit ist ein Gut und die vorhandenen medizinischen Ressourcen zur Förderung und Erhaltung dieses Gutes sind gerecht zu verteilen. Die Verteilung geschieht auf der Mikro-, Meso- und Makroebene und erfordert eine angemessene Prioritätensetzung. Eine gerechte Verteilung kann gleiche wie ungleiche Behandlungen nach sich ziehen. Ein einzelnes Prinzip reicht zur Lösung der verschiedenen Probleme der Gerechtigkeit nicht aus. Neben formalen sind auch substanzielle Prinzipien notwendig. So kann eine rein formale Gleichbehandlung ungerecht sein, weil grundlegende materiale Bedürfnisse eine Ungleichbehandlung mit allenfalls beträchtlichem Mehraufwand rechtfertigen. Das Prinzip der Gerechtigkeit verpflichtet, Nutzen und Lasten in der Gesundheitsversorgung fair zu verteilen. Dazu werden verschiedene Gerechtigkeitstheorien und Ansätze aufgeführt. Genannte Kriterien der Verteilung sind z. B. Gleichheit, Bedürfnis, Alter, freier Markt oder Wartelisten. Vorgestellt werden Konzepte der fairen Chancengleichheit, der gesundheitsbezogenen Nutzenmaximierung und des Rechts auf ein Minimum an Gesundheitsversorgung.

Bondolfi (1999: 115) vermerkt, dass angesichts der Komplexität in der Gerechtigkeitsfrage dem Recht die wichtigste Gestaltungskraft zukommt, um in der Medizin beziehungsweise im Gesundheitswesen praktikable und moralisch vertretbare Lösungen zu finden.

Dem Ansatz von Beauchamp und Childress kam im Laufe der neunziger Jahre des letzten Jahrhunderts auch zunehmend Kritik entgegen, sowohl von „oben", von *deduktiven Ethiktheorien,* als auch von „unten", von *induktiv verfahrenden Ansätzen.* Auslösend war nicht zuletzt die Beobachtung, dass in der Praxis die Prinzipien in der Hand von „Ethik-Laien" zu oberflächlich und mechanistisch angewendet wurden. Es wurde verkannt, dass die Prinzipien zunächst ein analytisches und strukturierendes konzeptionelles Gerüst bieten, um nach einer weiteren ethischen Reflexion in einer konkreten ethischen Dilemmasituation zu einem begründeten Urteil zu kommen. Die Einwände von „oben" zielen auf die mangelnde Eingliederung in ein einheitlich klares und kohärentes System, welches eine entsprechend systematische Anwendung des Konzepts erlauben würde. Stattdessen komme es in den konkreten Situationen, insbesondere wenn die vier Prinzipien konfligieren, zu beliebigen, spontanen und Interessen geleiteten Urteilen. Ethisch richtiges Handeln liege nur dann vor, wenn die Motivation und das Handeln in Übereinstimmung mit einem umfassenden System der Moral erfolgten. Dieses vermöge ein universal für alle vernünftigen Menschen gültiges System zu bilden. Die Ethik habe die Aufgabe, dazu den Laien das Expertenwissen zugänglich zu machen. Von „unten" erfolgt die Kritik von kasuistischen Theorien. Nach ihnen sind die mittleren Prinzipien, obwohl der *common morality* entstammend, ein noch zu abstraktes Gebilde. Sie gehen davon aus, dass sich durch die Erfahrung, durch unmittelbare Evidenzen und intuitive moralische Urteile, aus der Einzelfallsituation heraus eine für alle Beteiligten ethisch verantwortbare Entscheidung finden lässt. Dabei werden analoge Situationen, sogenannte paradigmatische Fälle (Paradigmata), von früher herangezogen. In der Dilemmasituation von konfligierenden Prinzipien könne man sich nicht deduktiv auf Elemente einer Theorie berufen, sondern müsse die gegebenen Umstände berücksichtigen.[20]

Parallel und als Kritik an den von Prinzipien orientierten Neuansätzen entwickelten sich in der Bioethik *tugendethische Ansätze* (Zimmermann-Acklin 2003b). In ihnen steht nicht die Frage nach der ethisch richtigen Handlung, sondern die handelnde Person selbst, ihre Fähigkeit, das Gute zu verwirklichen, im Mittelpunkt. Mit den Tugenden sind Intuitionen als tiefsitzende moralische Überzeugungen, Haltungen

---

20 Neben der Kasuistik ist auch die Care-Ethik ein kontextueller, von unten nach oben (*bottom-up* im Gegensatz zu *top-down*) verfahrender, neuerer integrativer Ansatz in der Bioethik. Zur Kasuistik, wesentlich geprägt durch den Versuch des Theologen und Philosophen Albert R. Jonsen, die kasuistische Tradition, insbesondere der katholischen Moraltheologie, für die moderne Medizinethik gewinnbringend einzusetzen, vgl. Zimmermann-Acklin 2005: 179–197.

und Charaktereigenschaften einer Person angesprochen. Der tugendhafte Mensch zeichnet sich durch eine charaktervolle Haltung, Wissen und wohlüberlegte Urteile aus. Bedeutsam ist die Tugendethik im medizinischen Kontext insbesondere in der Arzt-Patient-Beziehung. Auf ärztlicher Seite kommen darin Tugenden der Integrität, Wahrhaftigkeit, Verschwiegenheit und Empathie zum Tragen. Neuere medizinische Tugendethiken entwarfen z.B. in den USA Edmund D. Pellegrino und David C. Thomasma (1993), im deutschsprachigen Raum Klaus Dörner (2001). Indem die Tugend eine Disposition darstellt, das Gute gewohnheitsmässig zu tun, bestimmen Pellegrino und Thomasma das Wohl des Patienten als das anzustrebende Gut. Sie umschreiben es aus der Sicht des Patienten, jener des Arztes und als Person. Gleichzeitig stellt das Wohl das Gute an sich dar. Sie formulieren acht Tugenden: Vertrauenswürdigkeit, Mitleid, Klugheit oder Urteilskraft, Gerechtigkeit, Tapferkeit, Mass, Integrität und Selbstlosigkeit (zitiert nach Zimmermann-Acklin 2003b: 203–205).

Beauchamp und Childress haben auf die Kritik und die neuen Ansätze in der medizinischen Ethik reagiert. Sie bauten die Fundierungstheorie ihres Ansatzes aus und entwickelten ihn weiter. Ihrer Ansicht nach sind kasuistische Ansätze vereinbar mit dem Prinziplismus. Für die Beurteilung von paradigmatischen und konkreten Fällen spielten vorbestehende Werte und Prinzipien immer auch eine Rolle. Ebenso seien die mittleren Prinzipien kompatibel mit anderen normativen Ethiktheorien wie sie z.B. von utilitaristischen oder deontologischen Positionen vertreten werden. Prinzipien und Regeln seien zur direkten Orientierung für eine konkrete Situation immer zu unspezifisch. Zudem lasse sich ein theoretisches System nicht einfach in die Praxis umsetzen. Aus praktischer Sicht sei es sinnvoll, von Prinzipien auszugehen, deren Gebrauch von allen gelernt werden könne, die an einer ethischen Entscheidungsfindung beteiligt sind. Beauchamp und Childress betonen zudem die Bedeutung der Tugenden. Es ist nicht nur so, dass bei Handlungen meist auch der Charakter, die Motive und Gefühlsreaktionen von Menschen moralisch bewertet würden, sondern vielen Prinzipien, sofern sie verinnerlicht seien, korrespondierten entsprechende Tugenden. Im praktischen Alltag seien die Tugenden genauso wichtig wie Prinzipien und Regeln. Die Tugendethik lasse sich demnach gut in den Prinziplismus integrieren. Handlungen seien moralisch nicht ohne Rückgriff auf die Tugendhaftigkeit der handelnden Person zu beurteilen. Doch genauso relevant sei die Evaluation der Handlung selbst. Eine tugendhafte Person kann moralisch falsch handeln. Ohne Annahmen von Prinzipien sei eine Tugendethik kaum zu konzeptualisieren. Beispielsweise könne die Tugend der Wahrhaftigkeit nicht von der Pflicht, die Wahrheit zu sagen, getrennt werden. Als zentrale Tugenden in der Bioethik nennen Beauchamp und Childress Mitleid, Urteilskraft, Vertrauenswürdigkeit, Integrität und Gewissenhaftigkeit (Beauchamp & DeGrazia 2004: 63–68).[21]

Zur Position von Beauchamp und Childress fügt Rauprich kritisch an, dass es zwar richtig sei, die verschiedenen Ansätze in der Bioethik miteinander zusammenzubringen und ihr kritisches Potenzial zur Weiterentwicklung auszuschöpfen. Doch genüge es nicht, die Kompatibilität mit dem Prinziplismus zu vermerken, ohne eine klare methodische und systematische Verbindung aufzuzeigen. Dies zeige sich insbesondere bei der Tugendethik. Obwohl ihr ein beachtlicher Raum gegeben werde, griffen sie in den medizinethischen Abhandlungen nicht auf sie zurück, sondern blieben bei ihrem Prinzipienansatz. Für die „grosse Synthese" der verschiedenen Ansätze und die Bestimmung des Verhältnisses der Paradigmen und Theorien brauche es noch ein grosses Stück ethischer Erkenntnisfindung und Übereinstimmung.[22]

Der Ansatz weist viele *Vorzüge* auf. Die als begriffliches Gerüst für die Bioethik verstandenen vier mittleren Prinzipien bringen gemeinsames verschiedener Ethiktheorien zum Ausdruck und können so in verschiedenen Wertesystemen Akzeptanz finden. Durch ihre Fundierung in der *common morality* sind sie in der gelebten Moral der Gesellschaft verankert und nehmen den herrschenden Wertepluralismus ernst. Sie sind, mindestens auf den ersten Blick, allgemein verständlich, plausibel und praktikabel. Zur Analyse und Strukturierung von ethischen Entscheidungssituationen bieten sie eine transparente Grundlage. Bedeutsam ist dies nicht zuletzt deswegen, weil medizinethische Themen heute auch in der Öffentlichkeit diskutiert werden. Zudem gibt

---

21 Die Auseinandersetzung mit der Kritik und alternativen ethischen Konzepten finden sich in Beauchamp & Childress 2001: Kapitel 8 und Kapitel 9. Tugendethischen Gesichtspunkten geht das Kapitel 2 nach.

22 Die Verhältnisbestimmung zwischen den Prinzipien und Tugenden wie auch die Vertiefung der Begründung des Prinzipienansatzes sind von Beauchamp & DeGrazia 2004: 71 postuliert.

die Bioethik eine Grundlage für die Gesetzgebung und die Verfassung von Richtlinien. Allerdings darf ein politischer Konsens oder ein demokratisch verabschiedetes Gesetz nicht mit einer ethischen Urteilsübereinstimmung gleichgesetzt werden.

Ein weiterer Vorteil des Ansatzes von Beauchamp und Childress liegt in der Stärkung der moralischen und ethischen Kompetenz der unmittelbar an der Entscheidungsfindung beteiligten Personen und Institutionen, seien dies Patienten, Ärztinnen, Pflegende, Wissenschafter oder Ethikkommissionen. Die vier Grundprinzipien bilden einerseits ein normatives Gerüst, das allgemein verbindlich ist, keinen Rückgriff auf individuelle oder kommunitäre Vorstellungen des guten Lebens macht und eine gewisse Gewähr bietet, nicht einseitig Interessen geleitet zu sein oder einzelnen moralischen, religiösen oder weltanschaulichen Konzepten anzugehören. Andererseits vermögen sie als *prima facie* Pflichten flexibel und angemessen auf konkrete, oft komplexe Situationen und sich neu stellende Fragen zu reagieren. Innerhalb eines verbindlichen Grundrahmens ermöglichen sie damit eine Vielzahl von Entscheidungsoptionen. Dies erlaubt die Sichtweise der Patienten, der anderen medizinischen Akteure wie auch der Angehörigen und der Gesellschaft einzubeziehen.

Nachteile können sich darin ergeben, dass sie in Dilemmasituationen letztlich doch wenig Lösungspotenzial aufweisen. Die Methoden der Spezifikation und Balancierung sind möglicherweise zu komplex, was eine ethische Beratung nötig machen kann. Ein Dissens kann bestehen bleiben und der Einfluss von einzelnen moralischen Überzeugungen oder theoretischen Ansätzen ist gegeben. Für jede ethische Entscheidung sind Vorstellungen des guten Lebens und Sinnfragen von Bedeutung. Doch ist es auch nicht zwingend, in der klinischen Praxis nur einen Ansatz zum Zuge kommen zu lassen. Reiter-Theil (2007: 67) verweist darauf, dass sie gewinnbringend ethische Prinzipien und ihren theoretischen Hintergrund mit kasuistischen Methoden verbinden.

Obwohl vom Ansatz her keines der vier Prinzipien Vorrang hat, wird offenbar immer wieder angeführt, die Autonomie werde betont und die Pflicht zur Wohltat reiche zu wenig weit. Darin komme der amerikanische Liberalismus zum Vorschein. Zwar würden Beauchamp und Childress in Bezug auf das Prinzip des Respekts vor der Autonomie ausschliesslich die Pflicht zur Aufklärung und Unterlassung einer direktiven Einflussnahme auf die Entscheidung der Patienten behandeln. Doch dies verunmögliche nicht, z.B. soziale Bedingungen, wie eine ausreichende Krankenversicherung für alle, in Verpflichtungen einzuführen. So würden dem Patienten neben der Information auch die Mittel für eine freie Selbstbestimmung zur Verfügung gestellt. Begründet werden könne dies mit dem Respekt vor der Autonomie (Rauprich 2005: 25–26). Wenn das Prinzip nur als ‚Autonomie' verstanden wird, verkürzt sich seine Tragweite. ‚Respekt vor der Autonomie' hingegen vermittelt eine Achtung vor der Fähigkeit einer Person, in Bezug auf sie und die ihr Leben betreffenden Angelegenheiten selbst entscheiden zu können. Der Respekt bringt zum Ausdruck, dass es sich um eine grundsätzlich beachtenswerte, Geltung bewahrende und Anerkennung verlangende Fähigkeit handelt, die nicht nur als Eigenschaft oder Leistung einer Person aufscheint, sondern auch dann geachtet werden soll, wenn sie vordergründig nicht mehr gegeben ist. Auch wenn die Autonomie nicht mehr wahrgenommen werden kann und die Urteilsfähigkeit eingeschränkt oder verloren ist, gilt der Respekt beziehungsweise der prinzipielle Anspruch auf Respekt vor der Autonomie weiterhin. Respekt vor der Autonomie fordert heraus, dem Willen, den Wünschen und Bedürfnissen des Anderen in der je konkreten Situation im Bewusstsein der gegebenen Grenzen und Möglichkeiten zu entsprechen. Für Reiter-Theil (2007: 66) liegen der „Respekt vor der Autonomie – als etwas Grundsätzliches – und der Respekt vor der Würde des Menschen nahe beisammen".

Als Alternative zu den „amerikanischen" Prinzipien wurden auf europäischer Seite ebenfalls vier Prinzipien für die Bioethik und als Grundlage für rechtliche Bestimmungen formuliert. Es sind dies die *Würde*, die *Autonomie*, die *Integrität* und *Vulnerabilität*. Dahinter verbirgt sich die Intention, mittels dieser vier „europäischen" Prinzipien der spezifischen europäischen Menschenrechtskultur und der Solidarität in Gesellschaft und Staat gerechter zu werden (vgl. dazu Rentdorff 2002).

5.2.2 Die Menschenwürde

Mittels der vier Prinzipien erfolgt in der ethischen Entscheidungsfindung eine Güterabwägung. Dabei kommen verschiedene Perspektiven mit unterschiedlichen Gewichtungen einzelner Güter (moralischen, rechtlichen, materiellen, sozialen) zusammen. Als eine unserem menschlichen Ermessen gegebene Grenze der Güterabwägung kann die Menschenwürde gesehen werden (Monteverde 2007: 528–529, Honnefelder 1998: 658). Indem der Mensch in seiner Einheit als Person und Subjekt mit seinem Leben, seinen Beziehungen, Möglichkeiten und Grenzen, letztlich unantastbar und einzigartig ist, verleiht ihm der Begriff und Gedanke der Würde einen inneren Wert, der unverlierbar ist. Er ist ihm mit seinem Menschsein mitgegeben. Insofern er als mit dem Menschsein mitgegeben betrachtet wird, kommt er jedem Menschen, unabhängig von Rasse, Geschlecht oder Rang und Leistungsvermögen zu. In diesem Sinne fand die Menschenwürde Eingang in die Menschenrechte und in die Verfassungen vieler Staaten.[23] Aus der Perspektive des einzelnen Menschen entworfen, erhält sie darin ein Anspruchs-, Schutz- und Freiheitsrecht.

Verständnis und Begründung der Menschenwürde sind sehr verschieden. Im Einzelnen kann an dieser Stelle nicht darauf eingegangen werden. Doch soll aufgrund seiner Bedeutung und Wirkungsgeschichte Immanuel Kant erwähnt sein. In der ‚Grundlegung zur Metaphysik der Sitten' findet sich seine klassisch gewordene Definition von Würde. „Im Reiche der Zwecke hat alles entweder einen Preis oder eine Würde. Was einen Preis hat, an dessen Stelle kann auch etwas anderes, als Äquivalent, gesetzt werden; was dagegen über allen Preis erhaben ist, mithin kein Äquivalent verstattet, das hat eine Würde" (Kant 1974: 68). Damit hat Würde keinen Preis, d.h. sie ist unverrechenbar und unaustauschbar. Sie ist auch nicht auf irgendetwas zu reduzieren. Vielmehr existiert sie selbstzweckhaft. Denn nach Kant besitzt allein das Würde im Sinne eines höchsten inneren Wertes, was unter den Bedingungen eines Zweckes an sich selbst existiert. Dementsprechend kommt dem Menschen Würde und Selbstzweckhaftigkeit zu, weil er als moralfähiges, vernünftiges Wesen die Fähigkeit hat, die Sittlichkeit, das sittliche Gesetz in seiner Verallgemeinerungsfähigkeit selbst zu erkennen und dafür Verantwortung zu übernehmen. „Also ist Sittlichkeit und die Menschheit, sofern sie derselben fähig ist, dasjenige, was allein Würde hat" (Kant 1974: 68). Dieser Fähigkeit zur Autonomie in der Sittlichkeit gebührt eine handlungsmotivierende Wertschätzung, die der

---

23 Vgl. Bundesverfassung der Schweizerischen Eidgenossenschaft, 18.04.1999, Art. 7 Menschenwürde.

Mensch im „Gefühl der Achtung" (Kant 1974b: 195) sich selbst und anderen gegenüber wahrnimmt. Wie die Würde als Handlungsmaxime zu verstehen ist, formuliert Kant in folgender Fassung des kategorischen Imperativs: „Handle so, dass du die Menschheit, sowohl in deiner Person als in der Person eines jeden andern, jederzeit zugleich als Zweck, niemals bloss als Mittel brauchest" (Kant 1974: 61). Daraus resultiert das Instrumentalisierungsverbot des Menschen. Für Kant ist dieser kategorische Imperativ auch die sittliche Grundlage für die entsprechenden rechtlichen Ansprüche und wechselseitigen Verpflichtungen der Menschen zum Wohle der Menschheit im Sinne der *Humanitas* (Kant 1977: 600–601).

Um im Verständnis verallgemeinerbar zu sein und als Grenze bei einer Güterabwägung zu dienen, ist der Gedanke der Menschenwürde als Prinzip zu gebrauchen. Die entsprechenden Pflichten und Ansprüche sind *prima facie* Orientierungen. Wird die Menschenwürde inhaltlich näher bestimmt, so kommt sie in den Zusammenhang mit Vorstellungen des guten und gelingenden Lebens. Doch wie menschenwürdiges Leben und Sterben konkret beschrieben und erfahren wird, hängt sowohl von individuellen Wahrnehmungen als auch von unterschiedlichen religions- und philosophietheoretischen Standpunkten ab. Die von Menschenwürde und -rechten abgeleiteten Prinzipien und Normen bilden für die moralische Urteilsbildung nur ein notwendiges, aber noch kein hinreichendes Kriterium. Für die medizinische Ethik kommen weitere Kriterien dazu, wie sie sich durch die Zielsetzung der Medizin, z.B. in Diagnose, Heilung, Rehabilitation, Palliation und Prävention, aber auch durch das ärztliche beziehungsweise medizinische Handeln in der Beziehung zum Patienten und interdisziplinär ergeben. Demzufolge braucht es z.B. für eine legitime medizinische Intervention nicht nur die informierte Zustimmung des Patienten, sondern auch eine medizinische Indikation. Sie rechtfertigt auf einer objektiven Ebene zusätzlich den Eingriff in die Integrität des Patienten. Da medizinisches Handeln immer auch auf das Wohl und gerade in der Palliative Care auf eine bestmögliche Lebensqualität ausgerichtet ist, muss die medizinische Ethik neben den Prinzipien der Humanität auch Vorstellungen von einem gelingenden Leben einbeziehen. Ein gesellschaftlicher Konsens bezüglich der Kriterien kann dabei nur für einen Teilbereich, nämlich für die zu ziehenden Grenzen, und nicht für inhaltliche Belange erwartet werden (Honnefelder 1998: 658–659).

5.3 Medizinische Ethik und Palliative Care

So wie die medizinische Ethik keine Sonderethik darstellt, sondern moralische Überzeugungen, Regeln und Haltungen in einem spezifischen Handlungskontext reflektiert, ist auch eine Ethik und ein Ethos der Palliative Care keine medizinische Sonderethik. Die Palliative Care als umfassendes medizinisches Konzept ist weder eine völlig neue noch eine eigene, gesonderte Disziplin medizinischen Handelns. Denn zur Medizin gehört grundlegend, im Dienste des kranken Menschen zu stehen. Immer schon war die Orientierung am Patienten eine Leitlinie praktischer Medizin. Und weil der Mensch seine Krankheit, auch wenn sie noch so lokalisiert ist, immer als ganze Person trägt, ist ihm als individuelle Person mit Respekt vor seiner Integrität und Lebensgeschichte, vor seiner Autonomie und Schutzbedürftigkeit zu begegnen. Es macht deshalb Sinn, von der Voraussetzung auszugehen, dass dem kranken Menschen eine seinem Wesen inhärente, unverlierbare, aber verletzbare, Würde zukommt. Welche Haltungen und Handlungsweisen dieser Würde entsprechen, gilt es im Einzelfall und in den Institutionen festzulegen. Notwendig hingegen ist es, im medizinischen Handlungskontext eine palliative Situation zu erkennen und die entsprechenden Zielsetzungen ins Auge zu fassen.

Palliative Care integriert unheilbare Krankheiten und Sterben bewusst und explizit ins Leben und in die Betreuung und Begleitung der Patientinnen und Patienten. Zentrale Werte in der Palliative Care umfassen das Wartenkönnen auf den Tod, die Linderung von Schmerzen und anderen das Wohl beeinträchtigenden Belastungen, eine fokussierte Orientierung am Patienten, seinem sozialen Umfeld, seiner Lebensqualität und existenziellen Situation sowie die interaktive Zusammenarbeit und Unterstützung auf verschiedenen Ebenen mit unterschiedlichen Akteuren. Ein ‚Sterben in Würde' oder ein ‚menschenwürdiges Sterben' entspricht dem Wunsch vieler Menschen. Meist ist mit Sterben in Würde ein selbstbestimmtes Sterben im Besitze der geistigen Kräfte und der Kontrolle über den eigenen Körper gemeint. Dahinter verbirgt sich oft die Angst vor einer langen Leidenszeit, vor Schmerzen, Abhängigkeit, Hilflosigkeit, Demütigung, Ausgeliefertsein und, gerade bei einer Demenz, vor dem Verlust und Zerfall der eigenen Persönlichkeit. Dies alles kann der einzelne Mensch als Verlust der Würde wahrnehmen.

Unter der Voraussetzung, dass die Würde nicht verlierbar, aber verletzbar ist, bedeutet ein Sterben in Würde in der Palliative Care, diese Würde und damit die Persönlichkeit mit seiner Lebensgeschichte bestmöglich und bis zuletzt zu stützen und zu schützen. Ein menschenwürdiges Sterben ermöglichen bedeutet, dass der Patient, die Patientin in ihrer Bedürftigkeit nicht allein gelassen werden, ihre Autonomie, soweit sie nicht jene anderer tangiert, beachtet und unterstützt wird, und vor allem, dass sie sich nicht in der Situation fühlen, anderen zur Last zu fallen. Hier ist im Sinne der Gerechtigkeit und Fairness auch die Verantwortung der Gesellschaft gefordert. Solidarisch und subsidiär gestaltete Versorgungsstrukturen und eine entsprechende Kultur in der Gesellschaft können wesentlich dazu beitragen, dass auch unheilbar Kranke, pflege- und betreuungsbedürftige Menschen und Sterbende Lebensqualität erfahren. Palliative Care gehört zum medizinischen Grundauftrag, wie dies auch der rein kurativen Medizin zukommt. Sie ist deshalb genauso in eine gerechte Verteilung knapper Ressourcen aufzunehmen (vgl. dazu SAMW 2006, Teil III).

Trotz der Probleme, die eine Prinzipienethik mit sich bringt, sind ihre Prinzipien aufgrund ihrer Verallgemeinerungsfähigkeit sowie der Verwurzelung der vier bioethischen Prinzipien (Autonomie, Wohltun beziehungsweise Fürsorge, Nichtschaden, Gerechtigkeit) in allgemein akzeptierten moralischen Überzeugungen und aufgrund ihrer Offenheit gegenüber konkreten und sich neu stellenden Problemen als ethische Orientierungslinien nicht aus der Palliative Care wegzudenken. Dasselbe gilt für die Menschenwürde, wenn diese als Prinzip gebraucht wird. Bei den vier bioethischen Prinzipien ist zudem festzuhalten, dass vom Konzept her keines der vier Prinzipien Vorrang hat. Dies ist auch in der Palliative Care zu beachten. Das sich aus der wechselseitigen Respektierung der Würde und Autonomie ergebende Instrumentalisierungsverbot bietet eine hohe Gewähr, dass sich ethische Entscheidungen finden lassen, die zum Wohle aller Beteiligten sind.

Reiter-Theil erwähnt neben den vier Prinzipien als zusätzliche Methode zur Analyse und Lösungsfindung in ethischen Konflikten den „systematische[n] Perspektivenwechsel von der eigenen Perspektive zur Sichtweise des anderen" (Reiter-Theil 2007: 69). Darin werden die verschiedenen Perspektiven (Ich-, Ich-Du-, persönliche Wir-, institutionelle, professionelle, kollektive Perspektive) berücksichtigt und bringen das in der Palliative Care wichtige Konzept der ‚unit of care' zum

Ausdruck. Neben der Prinzipienethik ist die Medizin gerade in ihrer alltäglichen Praxis wesentlich auf die Tugendethik angewiesen. Doch tugendhafte Einstellungen können „höchstens die Akteure für eine gute Handlung prädisponieren" (Bondolfi 1999: 119). Eine angemessene und sinnvolle Anwendung der Prinzipien in konkreten ethischen Entscheidungsprozessen ist immer auch verbunden mit moralischen Intuitionen, beruflichen Erfahrungen und Sachkenntnissen.

Teil 3:

Praktische Aspekte von Palliative Care

6. Die medizinisch-ethischen Richtlinien und Empfehlungen der SAMW zur Palliative Care

Der ethischen Auseinandersetzung mit einzelnen Gesichtspunkten der Palliative Care werden aufgrund ihrer Orientierungskraft für die medizinische Praxis die medizinisch-ethischen Richtlinien und Empfehlungen zur Palliative Care der Schweizerischen Akademie der Medizinischen Wissenschaften (SAMW) vorangestellt. Sie wurden im Jahre 2006 definitiv verabschiedet. Der Adressatenkreis umfasst alle Personen, die in die Betreuung von schwer erkrankten Menschen im stationären und ambulanten Bereich involviert sind, insbesondere das medizinische Fachpersonal. Als Empfehlungen richten sie sich an die Institutionen des Gesundheitswesens, der Aus-, Weiter- und Fortbildung sowie an politische Instanzen und Kostenträger. Für die Schweizerischen Ärztinnen und Ärzte sind sie verbindlich, da sie in die Standesordnung der FMH aufgenommen wurden (Müller Imboden 2007: 928).

6.1 Voraussetzungen und Inhalt der Richtlinien und Empfehlungen „Palliative Care"

Bereits in verschiedenen früheren Richtlinien der SAMW wurde auf die Palliative Care und einzelne ihrer Aspekte hingewiesen. Dies sind insbesondere die Richtlinien und Empfehlungen beziehungsweise Grundsätze zum *Recht der Patientinnen und Patienten auf Selbstbestimmung* (2005), zur *Behandlung und Betreuung von älteren, pflegebedürftigen Menschen* (2004), zur *Betreuung von Patientinnen und Patienten am Lebensende* (2004) und zur *Behandlung und Betreuung von zerebral schwerst geschädigten Langzeitpatienten* (2003).[24] Auf

---

24 Alle Richtlinien und Empfehlungen beziehungsweise Grundsätze sind elektronisch veröffentlicht in: www.samw.ch.

sie wird auch in den Richtlinien und Empfehlungen zur Palliative Care Bezug genommen. Mit den medizinisch-ethischen Richtlinien und Empfehlungen zur Palliative Care unterstreicht die SAMW die Bedeutung der Palliative Care in der Medizin. Gleichzeitig kommt sie dem Bedürfnis aus der Praxis nach, die Palliative Care zu definieren und Konzepte, den Platz in der medizinischen Behandlung und Betreuung sowie das Verhältnis zur kurativen Medizin zu klären. Nicht zuletzt aufgrund der demografischen Entwicklung der Bevölkerung mit einer steigenden Anzahl von multimorbiden Menschen seien der Bedarf und die Notwendigkeit von Palliative Care gegeben. Kantonal bestünden aber grosse Unterschiede im Angebot. Die Gründe dafür seien vor allem finanzieller Art und durch unterschiedliche Auffassungen über das Verständnis von Palliative Care bedingt. So habe die Vernehmlassung der Richtlinien gezeigt, dass die Entwicklung einer neuen medizinischen Spezialität befürchtet wird (Kunz & Salathé 2006). Die *Präambel* der Richtlinien und Empfehlungen betont deshalb, dass es nicht um die Begründung einer neuen medizinischen Disziplin geht. Vielmehr sollen die Richtlinien „die Anwendung von Palliative Care im medizinischen Alltag aller Fachbereiche unterstützen".[25] Im Weiteren weist die Präambel darauf hin, dass die Fortschritte in der Medizin und ihre zunehmende Spezialisierung immer häufiger zu komplexen medizinischen Situationen führen. Das könne einer fragmentierten Wahrnehmung und Behandlung des Patienten Vorschub leisten. Dem Patienten als Mensch, seiner Lebensqualität und seinem Leiden werde dies nicht gerecht. Lebensqualität wird primär von der Lebensgeschichte des Patienten und von seiner Sichtweise her verstanden. Palliative Care wird bestimmt als umfassender Ansatz, der „neben körperlichen Symptomen auch psychische, soziale und spirituelle Aspekte ernst nimmt [und] Menschen mit unheilbaren, lebensbedrohlichen oder chronisch fortschreitenden Krankheiten während des Krankheitsverlaufes bis zum Tod eine möglichst gute Lebensqualität" ermöglichen will. Zur Anwendung soll Palliative Care auch dann kommen, wenn noch kurative medizinisch-therapeutische Massnahmen sinnvoll sind. Das Ziel der Richtlinien ist, zu einer „Haltung zu ermutigen, welche die Grenzen

---

[25] Alle nachfolgenden Zitate in diesem Abschnitt stammen aus der entsprechenden Richtlinie SAMW 2006 und werden nicht spezifisch referenziert.

der Medizin anerkennt und sich dem Sterben des Patienten und dem häufig anklingenden Gefühl der Hilflosigkeit stellt".

Die *Richtlinien* gehen in zehn Kapiteln auf Definition, Anwendungsbereich, allgemeine Aspekte von Palliative Care, Grundwerte und Haltungen, Entscheidungsprozesse, Kommunikation, Kontinuität und interdisziplinäre Vernetzung, Palliative Care in verschiedenen Bereichen der Medizin, Sterben und Tod sowie auf die Forschung ein. Bei der Definition wird in der Anmerkung darauf hingewiesen, dass in Abgrenzung zur WHO und der Schweizerischen Gesellschaft palliative ch die Unterstützung und Begleitung von Angehörigen nicht in die Definition aufgenommen werde. Zwar sei ihre Mitbetreuung wünschenswert und wichtig, aber „nicht spezifisch für Palliative Care. Der Fokus der vorliegenden Richtlinien liegt beim Patienten." Um das Ziel der Palliative Care, dem Patienten eine möglichst gute Lebensqualität bis zum Tod zu ermöglichen, zu erreichen, werden erwähnt: Optimale Linderung von Leiden, Berücksichtigung von sozialen, seelisch-geistigen und religiös-spirituellen Aspekten, sofern der Patient dies wünscht, Angewiesenheit auf Professionalität, um eine hohe Qualität zu gewährleisten, und Betreuung möglichst an dem vom Patienten gewünschten Ort. Palliative Care werde jedem an einer unheilbar fortschreitenden Krankheit leidenden Patienten angeboten. Sie beinhalte rehabilitative, diagnostische, therapeutische und sinnvolle kurative Massnahmen, welche der Verbesserung der Lebensqualität dienten. Respektierung des Lebens in seiner Endlichkeit und Achtung der Würde und Autonomie des Patienten gehörten wesentlich zur Palliative Care. Sie soll „integriert" angewendet werden bei „allen Krankheiten ohne Heilungsaussicht und begleitend in Situationen mit unklarer Heilungsaussicht", unabhängig vom Alter der Patienten und Patientinnen und ihrem Ort der Betreuung. Die Integration umfasse alle relevanten Fachbereiche und die Zusammenarbeit zwischen den verschiedenen Professionen, den Angehörigen und Freiwilligen. Häufig ergänzten sich kurative Behandlungen und Palliative Care zu einem Ganzen. Deshalb liessen sich kurativer und palliativer Ansatz oft nicht scharf trennen. „Ausschlaggebend ist die Änderung in der Haltung des Patienten sowie der Behandelnden beim Festlegen des Therapiezieles." Priorität im palliativen Ansatz habe die Auseinandersetzung mit der Krankheit, dem Schicksal des Patienten, seinen persönlichen Umständen wie Lebensgeschichte, Angehörige, Glaube oder Lebensüberzeugungen, und vor allem mit seinen Gefühlen und Gedanken zu Leiden, Sterben und Tod. In Klammern wird auf den bio-psycho-sozialen Krankheitsbegriff verwiesen. Ebenfalls in den allgemeinen Aspekten zur Palliative Care geht die Richtlinie auf Missverständnisse, überhöhte Erwartungen und Gefahren ein, mit denen Palliative Care konfrontiert ist. Erwähnt werden hier unter anderen, dass belastende Symptome nicht immer ausreichend gelindert werden können, Palliative Care sich weder auf Sterbebegleitung noch auf die Verabreichung von Opiaten reduziere, sie nicht in jedem Fall das Verlangen nach einer Beihilfe zum Suizid oder einer Tötung zu beeinflussen vermöge und auch keine Garantie für ein friedliches Sterben gebe. Zu den Gefahren zählen die Delegation an Spezialisten, der Verzicht auf sinnvolle kurative Behandlungen und, aufgrund des Kostendrucks, die Vorenthaltung von medizinisch indizierten Massnahmen.

Grundwerte mit einer besonderen Bedeutung in der Palliative Care stellten die Würde des Patienten und die Autonomie dar. Die Würde wird, unabhängig von der Bewusstseinslage oder dem Kontext, als mit dem Menschsein gegeben bestimmt. Obwohl unverlierbar und bedingungslose Respektierung verlangend, könne sie in Situationen der Schwäche, wie bei schweren Krankheiten oder im Sterben, verletzt werden. Eine dieser Würde korrespondierende Haltung der Betreuenden bedeute, dem Patienten in seiner Individualität zu begegnen, seine besondere Verletzlichkeit zu beachten und sich auf existenzielle Fragen einzulassen. Achtung der Würde beinhalte immer auch den Respekt vor der Autonomie einer Person. Letztere bezeichne die Fähigkeit, den eigenen Willen auszudrücken und gemäss den persönlichen Werten und Überzeugungen zu leben. Sie hänge von der Information, der konkreten Situation sowie der Bereitschaft und Fähigkeit zur Verantwortung, auch gegenüber anderen, ab. Die Respektierung der Autonomie eines Patienten verbinde sich bei den Betreuenden mit der Berücksichtigung seiner Biografie und der Familienverhältnisse, einer klaren, verständlichen Information sowohl des Patienten als auch der Angehörigen und der bestmöglichen Entsprechung des Patientenwillens. Letzteres schliesse bei „äusserungsunfähigen Patienten" die Orientierung an früher gemachten mündlichen oder schriftlichen Werte- und Willensäusserungen ein. In Bezug auf die Entscheidungsprozesse wird ergänzend auf die Richtlinien der SAMW zum *Recht der Patientinnen und Patienten auf Selbstbestimmung* verwiesen. Die Grundlagen für den *informed consent* des urteilsfähigen Patienten erarbeite das Betreuungsteam. Das Resultat soll möglichst von allen getragen und gut dokumentiert sein. Hervorgehoben wird, dem Patienten genügend Zeit einzuräumen und mögliche beeinflussende Faktoren, wie z.B. das Gefühl, zur Last zu fallen, zu thematisieren. Wenn bei einem äusserungsunfähigen Patienten dessen mutmasslicher Wille nicht eruiert werden könne, müsse der Entscheid im Kontakt mit den Angehörigen nach dem wohlverstandenen Interesse des Patienten getroffen werden. Eine strukturierte ethische Fallbesprechung oder Beratung könne in schwierigen Situationen hilfreich sein.

Die beiden folgenden Kapitel sind der Kommunikation sowie der Kontinuität in der Betreuung und der interdisziplinären Vernetzung gewidmet. Die Kommunikation soll offen, adäquat und einfühlsam sein. Indem sie wiederholt und stufenweise erfolge, ermögliche sie dem Patienten eine realistische Wahrnehmung seiner Situation und eine entsprechende Entscheidungsfindung. Auf Seiten der Betreuenden setze dies Empathie und Wahrhaftigkeit, auch in Bezug auf die Möglichkeiten und Grenzen von kurativen und palliativen Massnahmen, voraus. Der Hoffnung wird ein eigenständiger Wert zugemessen, welcher eine palliative Wirkung haben könne. So könne die Weigerung des Patienten, sich realistisch mit seiner Krankheit auseinanderzusetzen, Ausdruck solcher Hoffnung sein. Dies sei zu akzeptieren. Das Recht des Patienten auf Nichtwissen und Aufklärung gelte unabhängig von Wünschen der Angehörigen. Wenn diesbezüglich Divergenzen auftreten, soll den Ursachen nachgegangen werden. Spannungen und Konflikten zwischen Patient, Angehörigen und Betreuungspersonen könne mit einem einheitlichen Informationsstand, regelmässigen Gesprächen und der Bestimmung einer Bezugsperson begegnet werden. Die Vernetzung betreffe nicht nur verschiedene Fachpersonen, Patient und Angehörige, sondern auch die Freiwilligen. Die Zusammenarbeit im Team soll von gegenseitiger Akzeptanz und Wertschätzung geprägt sein. Auch hier gelte es, die spezifischen Grenzen und Möglichkeiten zu beachten. Trotz Teamarbeit falle die Verantwortung für Entscheidungen und Massnahmen in die entsprechenden Zuständigkeiten. Eine besondere Herausforderung stelle die Kontinuität in der Behandlung und Betreuung dar. Diese werde durch „die Vernetzung aller involvierten Fachleute, nicht nur innerhalb der Institutionen, sondern auch zwischen Hausarzt, ambulanten und stationären Einrichtungen und den Institutionen untereinander" ermöglicht.

Bevor die Umsetzung der Palliative Care in einigen Bereichen der Medizin (Pädiatrie, Intensivmedizin, Onkologie, Altersmedizin und Psychiatrie) vorgestellt wird, betonen die Richtlinien, dass Palliative Care bei allen chronischen Krankheiten notwendig sein könne. Da chronische Krankheiten auch zu lebensbedrohlichen Situationen führen können, gehöre zur Palliative Care neben der Erhaltung einer bestmöglichen Lebensqualität auch eine rechtzeitige Auseinandersetzung mit allen Beteiligten zum Umgang mit Verschlechterungen und akuten Ereignissen.

Das Kapitel über Sterben und Tod geht unter Verweis auf die entsprechenden Richtlinien der SAMW über die *Betreuung von Patientinnen und Patienten am Lebensende*, in der sich auch die Definition von ,Patienten am Lebensende' findet, zuerst auf die Patienten am Lebensende ein und anschliessend auf die Themen Abschied und Trauer. Gerade Patienten am Lebensende seien besonders auf Palliative Care angewiesen. Doch was ein gutes Sterben bedeute, sei objektiv nicht festlegbar, sondern hänge von individuellen Vorstellungen und der Lebensgeschichte ab. Als Orientierung sollen deshalb frühere Äusserungen der Patienten dienen. Vorstellungen der Angehörigen und des Betreuungsteams, obwohl sie die Beurteilung beeinflussten, dürften nicht entscheidend sein. Nochmals wird betont, dass aufgrund des Zusammenhangs mit der Lebensgeschichte auch eine optimale Palliative Care ein gutes Sterben nicht garantiere. Das Ziel medizinischer Massnahmen sei die Symptomlinderung. Wenn sie belastend sind, sollen sie unterlassen werden. Es sollte in Kauf genommen werden, dass die Linderung in Einzelfällen die Lebensdauer beeinflusst. Insbesondere die Verkürzung der Lebensdauer werde überschätzt. Der Verzicht oder Abbruch von lebenserhaltenden Massnahmen könne „gerechtfertigt oder geboten" sein. Da oft kein Bedürfnis nach Flüssigkeit und Nahrung mehr bestehe, seien Wirkung und Nebenwirkung einer künstlichen Zufuhr sorgfältig abzuwägen. Als Kriterien bei der Entscheidungsfindung werden genannt: Prognose, voraussichtlicher Behandlungserfolg im Sinne der Lebensqualität und die Belastung der Behandlung. Die Ausführungen zur Sedation halten fest, dass es zu den Grundsätzen der Palliative Care gehört, die kommunikativen Fähigkeiten des Patienten möglichst zu erhalten und die Sedation nicht zur Lebensverkürzung einzusetzen. Damit grenze sie sich von der aktiven direkten Sterbehilfe ab. Unterschieden wird zwischen der zeitlich begrenzten und der kontinuierlichen Sedation. Erstere dient der Überbrückung schwer zu behandelnder Symptome bis zum Zeitpunkt, an dem entsprechende Therapien wirksam werden. Sprechen die Beschwerden auf keine Therapie an, kann eine kontinuierliche Sedierung, eventuell mit besprochenem Wiederaufwachen, angezeigt sein. Dies dürfe nur geschehen, wenn der Patient damit einverstanden sei. Die Sedation sollte deshalb für den Fall der Entscheidungsunfähigkeit mit dem Patienten vorbesprochen und Thema der Patientenverfügung sein. Das Aushalten des Leidens des Patienten könne für Angehörige und Betreuer schwierig sein, dürfe aber keine Sedation, die nicht vom Patienten gewollt ist, begründen. Es empfehle sich, ein Entscheidungsprotokoll, welches auch ein Nachgespräch mit den Angehörigen enthält, zu führen und zu befolgen. Bei der Extubation im Rahmen eines Therapieabbruches kann ebenfalls eine Sedation indiziert sein.

Der Umgang mit den Verstorbenen soll gleichermassen wertschätzend sein wie jener mit den Lebenden. Familiären, kulturellen und spirituellen Bedürfnissen soll möglichst entsprochen werden. Den Angehörigen soll genügend Raum und Zeit zum Abschied nehmen gegeben werden und die Unterstützung in der Trauer angeboten oder vermittelt werden. Aufmerksamkeit sei auch gegenüber dem Betreuungsteam wichtig.

Die Förderung der Forschung in der Palliative Care wird unterstrichen. Gerade in der von subjektiven Einschätzungen geprägten Palliative Care seien neue Methoden und Ansätze möglichst objektiv zu evaluieren. Untersuchungen müssten vorab auf ihre Relevanz, Praktikabilität und Angemessenheit geprüft werden, dies im Bewusstsein der oft besonderen Schutzbedürftigkeit von in der Palliative Care behandelten Personen.

Die *Empfehlungen* formulieren die unerlässlichen Rahmenbedingungen für die Umsetzung der Palliative Care im stationären und ambulanten Bereich. Es geht um die Unterstützung und Förderung durch eidgenössische und kantonale Behörden, die inhaltliche Verankerung in den Bildungsangeboten und um die grundsätzliche Finanzierung von Palliative Care. Der in einer palliativen Situation angebrachte Verzicht auf kurative Massnahmen zu Gunsten der Palliative Care „darf für den Patienten nicht zu einer zusätzlichen finanziellen Belastung führen". Weitere Bedingungen sind die Integration der Palliative Care in bestehende Konzepte, die Qualitätsprüfung, die Förderung der Forschung und die Öffentlichkeitsarbeit.

6.2 Stellungnahme

Die Richtlinien und Empfehlungen zur Palliative Care nehmen die Problematik der modernen, von Technik und Spezialisierung geprägten Medizin auf und stellen den Ansatz der Palliative Care, die auch als Kritik gegenüber dieser Medizin verstanden werden kann, als ein möglichst alle Dimensionen des Menschseins umfassendes Konzept dar. Der Patient, die Patientin stehen im Mittelpunkt. Ihre Sichtweise „ist entscheidend" (Präambel). Angesichts des Einsatzes von Palliative Care bei allen unheilbaren, lebensbedrohlichen und chronisch fortschreitenden Krankheiten kommen persönliche und existenzielle Aspekte ins Blickfeld, die in der medizinischen Behandlung und Betreuung nicht übergangen werden können und dürfen. Das, was dem Patienten aus seiner Sicht bestmögliche Lebensqualität bis zum Tod gibt, gilt es zu ermöglichen. Das Bemühen, die Sichtweise des Patienten zum Ausdruck zu bringen, zeigen die Richtlinien z.B., indem sie nicht nur von Urteilsunfähigkeit sprechen, sondern auch von äusserungsunfähigen oder kommunikativ eingeschränkten Patienten. So kann sich möglicherweise ein Patient, der nach einem Hirnschlag an einer Aphasie leidet, durchaus ein Urteil bilden, dieses aber nicht klar äussern.

Meines Erachtens geht aber die sogenannte ‚radikale Orientierung am Patienten' zu weit, wenn in der Definition der Palliative Care bewusst zu Gunsten der Position des Patienten die Begleitung und Unterstützung der Angehörigen ausgeklammert wird, weil sie nicht spezifisch für die Palliative Care sei (Teil II, Ziff. 1, Anm. 3). Der Patient, auch wenn er teilweise nicht im vollen Sinne als Person und Subjekt wahrgenommen wird, war in der Medizin immer schon zentral und ist es auch heute. Gerade wenn die Palliative Care umfassend verstanden werden möchte, muss sie bewusst das soziale Umfeld einbeziehen. Palliative Care ist wesentlich auf die Angehörigen und Freiwilligen angewiesen, gerade auch in der letzten Lebensphase. Deshalb muss in den Richtlinien auch immer wieder auf sie zurückgegriffen werden.

Das Ziel der Richtlinien, einerseits die Palliative Care in allen Fachbereichen der Medizin zu integrieren, und andererseits zu einer Haltung zu ermuntern, die ehrlich und bewusst mit den Grenzen und Möglichkeiten von Medizin und Leben umgeht, ist für den medizinischen Alltag relevant und anzustreben. So kommt die Idee der Palliative Care bereits von ihrer Definition und ihrem Anwendungsbereich her in allen Gebieten der Medizin vor. Umstritten sind aber immer noch ihr Stellenwert und die Umsetzung. Es lässt sich fragen, ob es angesichts dessen, dass Palliative Care in allen Fachbereichen ihren Platz hat und keine neue Spezialität generieren will, sinnvoll war, sie in den Richtlinien trotzdem in einzelnen Bereichen der Medizin besonders zu erwähnen. Es ergeben sich Wiederholungen aus anderen Kapiteln, insbesondere der Definition, den allgemeinen Aspekten, den Werten und Haltungen. Zudem gibt es zu einzelnen Bereichen und Themen ausführliche Guidelines und SAMW-Richtlinien, auf die verwiesen wird. Andererseits kann mit den erwähnten Bereichen aufgezeigt werden, dass Palliative Care nicht nur in der Onkologie und Altersmedizin eine Rolle spielt, sondern z.B. auch am Beginn des Lebens, und dass je nach konkreter Situation die verschiedenen Aspekte unterschiedlich zu berücksichtigen sind.

Die Richtlinien halten die Abgrenzung von Palliative Care und kurativer Medizin bei, auch wenn die Grenze nicht scharf zu ziehen ist. Der Ausgang von zwei sich häufig zu einem Ganzen ergänzenden Ansätzen, dem kurativen und palliativen Ansatz, ist meines Erachtens sinnvoll und adäquat. Es spiegelt den medizinischen Alltag. Wesentlich ist die Änderung des Gesamtziels medizinischer Massnahmen. Es geht nicht mehr um die Heilung, sondern um die Palliation in allen Bereichen, die dem menschlichen Können zugänglich sind und auf einem menschlich in gutem Sinne verantwortbaren Wollen beruhen. Die Richtlinien sprechen von einer „Änderung in der Haltung [...] beim Festlegen des Therapiezieles" (Teil II, Ziff. 3). Mit einer grundlegenden Änderung sollte dies aber nicht verbunden sein. Eher bekommt die Haltung in der Beziehung zwischen Patient und medizinischem Personal in gewissen Bezugspunkten eine andere Akzentsetzung. So geht es vermehrt um die Annahme der Krankheit, der Hilfsbedürftigkeit und der Endlichkeit des Lebens, um das kontinuierliche Aushalten und Mittragen. Als weiterer Punkt wird nach den Richtlinien beim palliativen Ansatz vom biopsycho-sozialen Krankheitsbegriff ausgegangen (Teil II, Ziff. 3). Dieser sollte jedoch ebenso für den kurativen Ansatz grundlegend sein. Die Frage drängt sich auf, worin die Besonderheit von Palliative Care liegt? Ist es das, dass sie gerade auch Sinnfragen und spirituelle Aspekte, unangenehme Themen wie Sterben und Tod, Verletzlichkeit, Zweifel und Ungewissheit, Sich Aus Der Hand Geben und Annahme von

Hilfe berücksichtigt? Und vor allem, dass sie diese nicht tabuisiert und privatisiert? Die Richtlinien erwähnen die seelisch-geistige und religiös-spirituelle Dimension beziehungsweise den Glauben und die Lebensüberzeugungen sowohl in der Definition wie auch in der Haltungsänderung, die mit dem palliativen Ansatz verbunden ist. Eine Orientierung an der Würde des Patienten schliesst bewusst ein, sich auf solche Fragen einzulassen und vor allem dem Patienten die Möglichkeit zu geben, darüber zu sprechen (Teil II, Ziff 1; 3–4). Die Richtlinien erwähnen auch die Änderung beim Patienten. Dies ist zu unterstreichen. Seine Einstellung bezüglich des Ziels der medizinischen Massnahmen ist für einen guten und gelingenden Verlauf der Beziehung und Betreuung genauso wichtig wie jene des Betreuungsteams.

Hervorzuheben ist das Eingehen der Richtlinien auf Missverständnisse, überhöhte Erwartungen und Gefahren im Zusammenhang mit der Palliative Care. Sowohl beim medizinischen Personal als auch in der öffentlichen Meinung sind sie verbreitet. Sie hätten eine eigene Überschrift gerechtfertigt.

Als grundlegende Werte, die das Handeln und die Haltung der Behandelnden und Betreuenden leiten sollen, stehen die Würde des Menschen und die Autonomie im Zentrum. Beide sind in der Gesellschaft verankert. Gerade in palliativen Situationen können sie besonders verletzlich und bedroht sein. Deshalb und weil die Achtung und der Schutz der Würde sowie die bestmögliche Erhaltung der Autonomie das Selbstwertgefühl und das Wohl der Person stärken, gehört diesen Grundwerten eine besondere Aufmerksamkeit. Eine besondere Bedeutung, gerade weil sie in der Palliative Care noch stärker herausfordern kann als in der hauptsächlich kurativen Medizin, kommt der Kommunikation in all ihren Dimensionen und zwischen allen Beteiligten zu. Ist sie gut geführt, vermag sie auch in sogenannt aussichtslosen Situationen Zuversicht, Wertschätzung und Unterstützung zu vermitteln. Die interdisziplinäre Zusammenarbeit und Vernetzung sind wichtig, um die Patienten und Patientinnen sowie ihre Angehörigen vor dem Gefühl des Herumschiebens und der Verlassenheit zu bewahren.

Das Kapitel zur „Sedation" (Teil II, Ziff. 9.1.2) ist gut gegliedert, vermeidet eine Begriffsverwirrung und bezieht eine klare Position. Entscheidend für die Sedierung ist nur der Wille des Patienten. Aus Mitleid mit dem Patienten darf sie nicht erfolgen. Sie grenzt sich klar von der aktiven direkten Sterbehilfe ab, indem sie zur Linderung therapierefraktärer Beschwerden eingesetzt wird, die allenfalls eine mögliche Verkürzung der Lebensdauer in Kauf nimmt.

Der Verankerung von Palliative Care in der Gesundheitspolitik und den Bildungsbereichen, der organisatorischen und finanziellen Unterstützung von Netzwerken der Palliative Care und insbesondere der Kostendeckung der stationären und ambulanten Palliative Care durch die Krankenkassen und Sozialversicherungen fallen ein grosses Gewicht zu. Patienten, bei denen Palliative Care notwendig wird, werden nicht nur und – vor allem bei chronifizierten Verläufen und wenn das Sterben naht – oft auch nicht am sinnvollsten in einer Akutklinik betreut. Ein Behandlungserfolg, wie er für eine Fortzahlung der medizinischen Leistungen z.B. in einer auf Rehabilitation ausgerichteten Tagesklinik nötig ist, ist nur schwerlich mit objektiven Daten zu belegen. Oft besteht der legitime Wunsch, zu Hause betreut zu werden, oder es drängt sich, gerade bei chronischen Krankheiten, eine Verlegung in eine Langzeitinstitution auf. Allen Patienten sollte bei gegebener medizinischer Indikation eine gute Palliative Care angeboten werden können. Für die Erfassung und Abrechnung bei den Kostenträgern müsste eine spezifische Palliative Care Leistung ausgewiesen werden können (Kunz 2006). Die Finanzierung ist aus Gründen der Solidarität sozialverträglich zu gewährleisten. Untermauert wird diese Forderung, indem die Richtlinien festhalten, dass sich die Palliative Care an kranke Menschen richtet, also an eine medizinische Diagnose gekoppelt ist, und einen Bestandteil der medizinischen Tätigkeit darstellt. Es geht also nicht um eine Lebensqualitätsverbesserung im Sinne eines gelingenden Lebens jenseits von Krankheit, wie sie von individuellen oder gesellschaftlichen Interessen zur Steigerung des Wohlbefindens, Glücks und Lebensgenusses motiviert sein kann. Palliative Care ist kein medizinisches Handeln, das im Sinne eines Enhancement angewendet wird. Indem die Lebensqualität aus der Sicht des einzelnen kranken Menschen formuliert wird, darf sie inhaltlich auch nicht von politischen oder gesellschaftlichen Urteilen bestimmt sein.

7. Medizinisch-ethische Auseinandersetzung mit einzelnen Themen der Palliative Care

7.1 Kommunikation und Arzt-Patient-Beziehung

7.1.1 Die Kommunikation – ein Schlüsselbegriff in der Palliative Care

Der Kommunikation kommt in der Medizin eine Schlüsselfunktion zu. Gerade in der Palliative Care, bei der mit dem Krankheitsverlauf zunehmend nicht mehr das medizintechnisch Machbare im Vordergrund steht, sondern die Begleitung und Betreuung, stellen das Gespräch und die Beziehung mit ihren verbalen und nonverbalen Elementen einen zentralen Aspekt dar. Die Kommunikation findet auf verschiedenen Ebenen und mit verschiedenen Akteuren statt. Das Spektrum reicht von der Arzt-Patient-Beziehung über die Kommunikation innerhalb einer Organisation, z.B. dem Spital, bis zu jener zwischen den Institutionen und den Verantwortlichen in staatlichen Behörden. Indem sich Palliative Care wesentlich als Teamansatz versteht, sind der Austausch zwischen den verschiedenen Fachpersonen wichtig: sowohl zur umfassenderen Wahrnehmung und Betreuung des Patienten als auch zur gegenseitigen Unterstützung in teilweise persönlich belastenden Situationen in der Begleitung von schwer Kranken und Sterbenden. Einzuschliessen sind die Angehörigen und weitere Bezugspersonen, z.B. ehrenamtliche Helferinnen und Helfer. Vorausgesetzt, es entspricht dem Willen des Patienten, bedeutet dies, diese Personen angemessen zu informieren, in ihren Möglichkeiten der Betreuung anzuleiten und zu unterstützen und je nach Situation auch in Entscheidungsprozesse einzubeziehen. Letztlich geht es um eine interprofessionelle Kommunikation mit dem Patienten und seinen Angehörigen als einem konstitutiven Element medizinischen Handelns.

Jede Kommunikation oder zwischenmenschliche Beziehung steht vor dem Problem, dass das Innenleben, die Innenperspektive des Ge-

genübers nie voll erfasst oder erlebt werden kann. Das Ziel der Kommunikation liegt darin, einerseits sich in diese Innenwelt des Betroffenen, in sein Kranksein und Leiden, seine Ressourcen und Bedürfnisse, sein Verständnis von Lebensqualität, einem guten Sterben und von Spiritualität einzufühlen, sie wahr und ernst zu nehmen. Andererseits gilt es die gegebenen Tatsachen und Möglichkeiten nicht aus den Augen zu verlieren, zu beschönigen oder zu verdrängen, sondern sich realistisch mit ihnen auseinanderzusetzen. Eine von Empathie, Wahrhaftigkeit und Vertrauen geprägte Kommunikation dient dem Patienten, seine Situation, sein Leiden und seine Krankheit zu verstehen und mit ihnen zu leben. Die zwischenmenschliche Beziehung und Kommunikation generieren eine gemeinsame und geteilte Wirklichkeit, in der sich auch eine strukturelle Asymmetrie zwischen den Professionellen und dem Kranken und Sterbenden nivelliert. Existenzielle Fragen, das zum Menschsein gehörende Leiden und Sterben, die Möglichkeit, selbst Betroffene und Hilfsbedürftige zu sein, sind in dieser geteilten Wirklichkeit aufgehoben. Eine aufrichtige Kommunikation bedingt und fordert, dass sich auch die *caregivers* mit diesen anthropologischen Grenzfragen auseinandersetzen und sich im Gespräch mit den Patienten und ihren Angehörigen darauf einlassen. So ist Palliative Care ein medizinisches Betreuungskonzept, das bis zuletzt den Menschen in einer Art und Weise begleitet, die seiner Würde und Autonomie gerecht wird. Denn es gilt, mit dem Patienten, aus seiner Perspektive, und seinen Angehörigen den Behandlungs- und Betreuungsplan festzulegen. Die diesbezüglich zu fällenden Entscheidungen bedürfen einer entsprechenden Kultur, in denen die Beteiligten sich zum Beispiel an den Runden Tisch setzen, um sich zu verständigen und auf einen gemeinsamen Prozess einzulassen. In der Beziehung zwischen Betreuenden und Patienten spielen aus ethischer Sicht Haltungen, prozedurale Kriterien in der Entscheidungsfindung sowie Prinzipien und Normen eine Rolle. Nachdem zuerst auf die Arzt-Patient-Beziehung, die über den interdisziplinären Teamansatz hinaus noch besondere Aspekte beinhaltet, eingegangen wird, soll als ein Konzept der ethischen Entscheidungsfindung das Modell der ‚Sieben Schritte ethischer Urteilsbildung' vorgestellt werden.

7.1.2 Die Arzt-Patient-Beziehung

Das Verhältnis zwischen Arzt und Patient ist strukturiert und geprägt durch Anamnese, Diagnose und Therapie. In allen drei Bereichen haben das Gespräch und die kommunikativen Fähigkeiten des Arztes, aber auch des Patienten, grosse Bedeutung. In der Anamnese geschieht die narrative Vermittlung des Leidens, wie es der Betroffene wahrnimmt. Sie erschliesst Aspekte zum persönlichen Umgang mit den Beschwerden, zur Persönlichkeit, Biografie und zum sozialen Umfeld. Zusammen mit den eigenen Wahrnehmungen des Arztes, gerade auch auf der Gefühlsebene, lassen sich, neben Hinweisen zur Klärung des Beschwerdebildes, Aussagen über die Beziehung machen, wie sie sich im Verlaufe des Gesprächs entwickelt. Zur Rolle des Arztes gehört es, dass er affektiv letztlich neutral ist und seine Emotionen einordnen kann. Aus der Anamnese, weiteren Befunden und Abklärungen stellt der Arzt die Diagnose. Sie bietet die Grundlage für weitere Entscheidungen hinsichtlich der Notwendigkeit therapeutischer oder präventiver Massnahmen. Sie sind in Übereinkunft mit dem Patienten zu treffen und können auch den Verzicht von Massnahmen oder ein Abwarten beinhalten. Die Vermittlung der Untersuchungsergebnisse und der Diagnose, der therapeutischen Möglichkeiten mit ihren Wirkungen, Nebenwirkungen und Risiken sowie von prognostischen Angaben obliegen dem Arzt. Dazu gehört auch die Überbringung sogenannter ‚bad news'. Sie stellen eine Herausforderung dar. Obwohl dies für alle umfassenderen Gespräche gilt, benötigen sie im besonderen Masse eine angemessene, ausreichende, Vertrauensbasis aus den ersten Gesprächen mit dem Patienten und ein optimales Setting. Letzteres bedeutet, genügend Zeit zur Verfügung zu stellen, für eine ungestörte Atmosphäre zu sorgen und in Augenhöhe mit dem Patienten in einer für ihn verständlichen Sprache zu sprechen. Die Gespräche sollen für den Patienten transparent und offen geführt werden, ohne das eigene Mitgehen und Mitgefühl zu vernachlässigen. Mit Empathie auf die Bedürfnisse und Emotionen des Patienten eingehen, ihn dort abholen, wo er steht, auch bezüglich seines Wissens, und ihn das Gespräch mitsteuern zu lassen, sind weitere wichtige Elemente. Die auf Verständigung ausgerichtete Information soll möglichst derjenige Arzt übernehmen, der auch weiterhin die Betreuung und Interessensvertretung innehaben wird. Die damit verbundene kontinuierliche Betreuung, das Angebot weiterer Gespräche und die Zusicherung realistischer Unterstützung und berechtigter Hoffnungsmomente vermögen dem Patienten eine notwendige Sicherheit und Geborgenheit zu vermitteln. Am Schluss des Gespräches soll eine Entscheidung und Vereinbarung über das weitere Vorgehen stehen. Sie werden dokumentiert. Sowohl die Informationsvermittlung als auch der Entscheidungsprozess und die Verantwortungsübernahme hängen stark vom vorherrschenden Beziehungsmodell ab.[26] Für die Gespräche mit Patienten in palliativen Situationen ist es schliesslich unabdingbar, dass sich der Arzt wie auch die anderen Personen des Betreuungsteams selbst mit Fragen zu Lebenssinn, Leiden, Sterben und Tod auseinandersetzen.

Die aufgrund von gesellschaftlich und rechtlich normierten Rollenbildern institutionalisierte Arzt-Patient-Beziehung unterscheidet sich in mehreren Punkten von anderen sozialen Beziehungen. Sie weist eine Differenz zwischen Hilfesuchenden und Hilfegebenden auf und zeichnet sich durch ein besonderes Vertrauensverhältnis aus, indem sie mit teilweise extremen und tabuisierten menschlichen Erfahrungen wie Schmerz, Leiden, Angst, Scham, Sterben und Tod konfrontiert ist. Zudem kommt dem Arzt ein exklusives Eingriffsrecht in den persönlich-intimen und körperlichen Bereich des Menschen zu. In der ärztlichen Verantwortung stehen diagnostische und therapeutische Entscheidungen, die folgenschwere Konsequenzen haben können bis hin zur Festlegung, ob die lebenserhaltenden Geräte bei einem Patienten auf der Intensivstation abzuschalten seien. Da somit teilweise Grundrechte des einzelnen Menschen tangiert werden, hat die Schutzbedürftigkeit des Patienten einen hohen Wert im ärztlichen Ethos. Sie drückt sich in der Sorge um sein Wohl aus. Gleichzeitig verweist die Schutzbedürftigkeit auf eine aus soziologischer Sicht strukturelle Asymmetrie in der Arzt-Patient-Beziehung, die sich durch die Expertenmacht, die Definitions- und Steuerungsmacht des Arztes ergibt. Weil die grössere Macht des Einen eine grössere Verantwortung, vor allem bezüglich der Folgen seines Tuns, gegenüber dem schutzbedürftigen Anderen nach sich ziehe, seien die entsprechenden Normen für das ärztliche Handeln als willkür- und machtbegrenzend zu sehen. Sie sollen die Unsicherheit des Abhängigen vermindern und seine Chancen einer autonomen Lebensgestaltung stärken und fördern (Siegrist 1998).

26 Vgl. Köhle 2003: 55–63. Reiter-Theil konzipierte auf der Basis eines Drei-Phasen-Modells des Dialogs ein integratives Modell für die Arzt-Patient-Beziehung, vgl. dazu Reiter-Theil 1998.

Juristisch liegt dem medizinischen Handeln in der Arzt-Patient-Beziehung ein zivilrechtliches Vertragsverhältnis zu Grunde. Es schliesst die beruflichen Sorgfaltspflichten und das Recht des Patienten auf Selbstbestimmung, Aufklärung und freie Arztwahl ein.[27] Da es rechtlich bei einer medizinischen Handlung auch um eine Körperverletzung geht, muss das ärztliche Handeln in der Regel durch die informierte Zustimmung beziehungsweise durch die Ablehnung eines urteilsfähigen Patienten legitimiert sein. Eine informierte Zustimmung liegt dann vor, wenn der Patient ausreichend aufgeklärt ist, die Information verstanden hat, sich frei entscheidet, urteilsfähig ist und seine Zustimmung ausgedrückt hat. Dem Willen des Patienten für eine bestimmte medizinische Massnahme muss aber nur entsprochen werden, insofern sie den allgemein anerkannten Regeln folgt.

Im Zuge der modernen gesellschaftlichen Veränderungen rückte – auch als Kritik am traditionellen Paternalismus in der Arzt-Patient-Beziehung – die Autonomie des Patienten ins Zentrum. Dies trägt zu einer Verringerung der Asymmetrie bei. In Entscheidungsprozessen wird heute die Selbstbestimmung des Patienten bei einem Dissens oder im Zweifelsfalle höher gewichtet als das Wohl. Angesichts der Komplexität medizinischer Sachverhalte und der diagnostischen und therapeutischen Möglichkeiten kann die Selbstbestimmung auch zu einer Überforderung des einzelnen Patienten führen. Dies herauszuspüren und in wohlwollender Weise dem Patienten beratend und wegleitend beizustehen, stellt deshalb nach wie vor eine ärztliche Aufgabe dar. Während im paternalistischen Modell der Arzt die Rolle des „Vaters" ausübt, der sich behütend für die Patienten sorgt und für sie die Entscheidungen bezüglich ihres Wohls trifft, entwickelten sich neuere Modelle, die die Autonomie stärker berücksichtigen. Dazu gehören, grob eingeteilt, das partnerschaftlich-deliberative oder Kooperationsmodell und das Vertrags- beziehungsweise Dienstleistungs- oder Informations- und Kundenmodell. Letzteres räumt den Patienten, oft als Kunden betrachtet, die sich auf dem freien Markt des Gesundheitswesens bewegen, grösstmögliche Autonomie *(informed choice)* und dementsprechend auch grösste Verantwortung ein. Der Arzt ist vorwiegend in der Rolle des

---

27 Vgl. dazu SAMW 2005b; Bundesverfassung der Schweizerischen Eidgenossenschaft, 18.04.1999, Art. 7–36 Grundrechte, hier besonders Art. 7–8.10.12.16; Bundesgesetz über die universitären Medizinalberufe (MedBG), 23.06.2006, Art. 40 Berufspflichten.

technischen Experten und Dienstanbieters. Das partnerschaftlich-deliberative Modell folgt einer patientenzentrierten Beziehung und partizipativen Entscheidungsfindung (*shared decision making*, Büchi et al. 2000). Ihm liegt ein bio-psycho-soziales medizinisches Konzept zu Grunde. Der Patient wird mit seiner Krankheit, in seinem Kranksein, nicht nur als Objekt, sondern als Subjekt wahrgenommen. Arzt und Patient sind ungleiche, aber gleichberechtigte Partner in einer offenen Beratungssituation. Die Asymmetrie, bedingt durch die unterschiedlichen Rollen als Patient und Arzt, wird anerkannt, jedoch in der Entscheidungsfindung durch die miteinander geteilten Perspektiven nivelliert. Medizinisches Fachwissen und Erfahrung als auch die persönlichen Bedürfnisse, die Einordnung in den persönlichen Lebensentwurf und die Präferenzen des Patienten im Sinne eines Expertenstatus in eigener Sache sind gleichermassen wichtig und zu berücksichtigen. Das Ziel ist es, einen vernünftigen Konsens auszuhandeln. Als drei Grundprinzipien der patientenzentrierten Arzt-Patient-Beziehung gelten die Prinzipien der relationalen und optionalen Autonomie sowie das Fürsorgeprinzip. Für das Prinzip der relationalen Autonomie wird davon ausgegangen, dass der Mensch immer in Abhängigkeiten und Beziehungen eingebunden ist. In der Beziehung respektieren sich beide Partner, nehmen sich gleichermassen ernst und beteiligen sich an den Entscheidungen. Das Prinzip der optionalen Autonomie drückt die Fürsorge und Verantwortung des Arztes gegenüber dem grundsätzlich verletzlichen Menschen aus. Es führt dahin, dem Patienten nur so viel Autonomie zuzumuten, wie er wahrnehmen kann beziehungsweise möchte. Dabei ist immer vom Patienten auszugehen. Allenfalls ist vom Arzt gefordert, von sich aus und explizit nach den diesbezüglichen Bedürfnissen zu fragen. Das Fürsorgeprinzip wird nicht als Konkurrenz zur Autonomie gesehen, sondern berücksichtigt im Wohl des Patienten immer auch die Respektierung und Förderung seiner Autonomie (Krones & Richter 2006: 99–106, Köhle 2003, Zimmermann-Acklin 2003).[28]

---

28   Die aus der feministischen Ethik stammende *Care-Ethik* hat wesentliche Grundsätze der patientenzentrierten Arzt-Patient-Beziehung herausgearbeitet. Die Care-Ethik als eine Ethik der Fürsorge für den konkret Anderen geht von der Beziehung aus, in der Menschen als leibliche Subjekte leben. Aus diesen Beziehungsnetzen und der Berücksichtigung der Perspektiven aller Beteiligten konstituieren sich die moralische Verantwortung füreinander und die Autonomie der Beteiligten, vgl. Rehmann-Sutter 2002: 249–250.

In der Praxis kommt es oft zu Mischungen zwischen den verschiedenen Modellen. Allerdings scheinen sich bei Patienten und Ärzten relativ stabile Einstellungs- und Verhaltensmuster zu zeigen (Krones & Richter 2006: 96–97). Dem Grundgedanken von Palliative Care entspricht das patientenzentrierte und partnerschaftliche Kooperationsmodell mit seinem Konzept von Krankheit am ehesten. Es schliesst bei Bedarf, in Notfällen, bei fehlendem Wissen um den mutmasslichen Willen und auf Wunsch des Patienten eine paternalistische Haltung nicht aus. Sie orientiert sich in diesen Fällen am wohlverstandenen Interesse des Patienten. Im Rahmen allgemeiner Wertungen aus der Rechtsordnung ist sie dabei an die objektiven Kriterien der medizinischen Indikation einer Behandlung zur Heilung oder Linderung gebunden. Daher kann von einer hypothetischen Zustimmung ausgegangen werden (SAMW 2005b, Teil IV, SAMW 2004b, Teil III, Ziff. ad 2.2.2). Die Patientenzentrierung ergibt sich schon aus der Tatsache, dass die Patienten in der Palliative Care an schweren, chronischen Krankheiten leiden, sich in lebensbedrohlichen Situationen oder in der Sterbephase befinden. So sind ihre Sichtweise und die Beurteilung von dem, was ihnen persönlich Lebensqualität gibt, entscheidend für die Betreuung und die Wahl der geeigneten Massnahmen. Das Etikett des Patienten, das den Betroffenen durch die ärztliche Definitionsmacht übergeben wird, wird aber auch kritisiert. So bestehen Zweifel, ob diese Bezeichnung für Menschen in einer palliativen Situation, insbesondere in der Sterbephase, adäquat ist. Heller und Knipping (2007) halten ‚Gäste' als den treffendsten Begriff. Darin drücke sich die offene, individuelle und zugewandte Aufmerksamkeit einer palliativen Kultur am besten aus. Im Begriff des Patienten werden oft das mit der Krankheit und dem Sterben verbundene Erleiden, Erdulden und Zulassen sowie die implizite Dankbarkeit gegenüber den Betreuungspersonen negativ beurteilt. Doch können auch ‚Kunden' die Situation nicht treffen, da die darin mitgemeinte Autonomie und Wahlfreiheit in Situationen schweren Krankseins und im Sterben vielfach nicht mehr die tatsächliche Innensicht des Betroffenen wiedergibt. Abhängigkeit und Hilfsbedürftigkeit bis Hilflosigkeit sind reale Empfindungen und es ist eine Tatsache, keine Erwartung, dass viele Menschen um die Zuwendung und Hilfsbereitschaft, wenn sie nötig werden, dankbar sind. Voraussetzung dafür ist, dass sie in einer Haltung erfolgen, die von Aufrichtigkeit und Wertschätzung gegenüber den Hilfsbedürftigen zeugen. Ein zweiter Aspekt, der für den Begriff des Patienten spricht, liegt in einer der sozialen Gerechtigkeit entsprechenden Regelung der Finanzierung notwendiger Palliative Care. Leistungen der Palliative Care, die infolge von Krankheit medizinisch indiziert sind, bieten eine objektive Gewähr, dass die Allgemeinheit sich nur dort an den Kosten beteiligen muss, wo es nötig ist. So gibt es alte Menschen, auch mit chronischen Krankheiten, die sich gesund fühlen, keiner Unterstützung bedürfen oder in einem gut funktionierenden sozialen Netz von Familie, Nachbarn und Freunden bis zuletzt leben können. Auch kann es der Palliative Care nicht darum gehen, einer „‚Supermarkt-Mentalität' des Sterbens"[29] mit öffentlichen Geldern Vorschub zu leisten. In der Verantwortung der in der Palliative Care tätigen Personen liegt es, sich kritisch und anwaltschaftlich für eine der Humanität und Solidarität verpflichteten Gesellschaft einzusetzen.

Urteilsbildung und Entscheidungsfindung sind Prozesse, die vielfach Zeit brauchen und verschiedene Aspekte integrieren. Während sich die Entscheidungsfindung bei urteilsfähigen Patienten im Gespräch mit ihnen ergibt, ist bei urteilsunfähigen Patienten nach deren mutmasslichen Willen zu suchen. Dazu dienen insbesondere vom Patienten festgehaltene schriftliche Äusserungen wie die Patientenverfügung und die Bestimmung einer bevollmächtigten Vertrauensperson in medizinischen Angelegenheiten. Sie haben grundsätzlich ein höheres Gewicht als mündliche Aussagen gegenüber Angehörigen. Je klarer formuliert, konkreter auf die gegebene medizinische Situation zutreffend und je kürzer die Zeitdauer zwischen Abfassung und aktueller Situation ist, desto stärker soll die Patientenverfügung berücksichtigt werden. Es dürfen keine Hinweise vorliegen, dass die Patientenverfügung dem aktuellen Willen nicht mehr entspricht. In der Entscheidungsfindung im Betreuungsteam sind auch die aktuellen Umstände des Patienten und seine nonverbalen Äusserungen zu berücksichtigen. Ist der mutmassliche Wille ungenügend zu eruieren, ist das wohlverstandene Interesse des Patienten leitend.[30] Es liegt in der Aufgabe des Arztes, seinen Patien-

---

29 Die „Supermarkt-Mentalität" des Sterbens, Interview von Sibylle Stillhart mit Reimer Gronemeyer, in: Tagblatt. Ausgabe für den Kanton Thurgau, vom 28.02.2007, 26.
30 „Der mutmassliche Wille entspricht dem Willen, den der Patient wahrscheinlich äussern würde, wenn er noch urteilsfähig wäre." Unter dem Handeln im wohlverstandenen Interesse, dem „best interest of the patient", verstehen die

ten auf die Möglichkeit einer Patientenverfügung hinzuweisen und gerade bei schweren Krankheiten die schwierige Frage der Reanimation anzusprechen. Grundsätzlich wird die Urteilsfähigkeit vermutet und sie muss nur für die konkrete Situation und Handlung gegeben sein.[31] Die Urteilsfähigkeit setzt voraus, dass der Betreffende die Realität wahrnimmt, sich ein Urteil bilden und entsprechend handeln kann. So kann auch eine an Demenz erkrankte Person urteilsfähig sein. Die Erfassung des mutmasslichen Willens soll im Betreuungsteam zusammen mit eventuellen Angehörigen und Vertrauenspersonen erfolgen, wobei bezüglich der Entscheidungen ein Konsens anzustreben ist. Im Konfliktfall, wenn auch der Einbezug z.B. eines klinischen Ethikkonsiliums keine Einigung bringt, muss an die Vormundschaftsbehörde gelangt werden. Immer abzuklären ist, ob der urteilsunfähige Patient einen gesetzlichen Vertreter hat. Seine Zustimmung ist einzuholen, doch kann er eine medizinisch notwendige Massnahme im mutmasslichen Willen oder wohlverstandenen Interesse des Patienten nicht verweigern (SAMW 2005b, Teil II, Ziff. 2). Die Respektierung des Patientenwillens findet im ärztlichen Handeln ihre Grenze, wenn der Patient „Massnahmen verlangt, die unwirksam oder unzweckmässig sind oder die mit der persönlichen Gewissenshaltung des Arztes, mit der ärztlichen Standesordnung oder dem geltenden Recht nicht vereinbar sind" (SAMW 2004b, Teil II, Ziff. 4). Auf Bundesebene wird mit dem neuen Erwachsenenschutzgesetz, das vom Parlament im Dezember 2008 verabschiedet wurde und in ein paar Jahren in Kraft treten wird, die Verbindlichkeit der Patientenverfügung dann auch gesetzlich geregelt sein.

    Autoren der Richtlinien „die Durchführung von medizinisch oder pflegerisch indizierten Massnahmen, denen ein hypothetischer vernünftiger Patient in der entsprechenden Situation voraussichtlich zustimmen würde" (SAMW 2004b, Teil III, Ziff. ad 2.2.1 und ad 2.2.2).

31 Als hilfreiche Kriterien zur Feststellung der Urteilsfähigkeit gelten: Die Fähigkeit, a) Information in Bezug auf die zu fällende Entscheidung zu verstehen, b) die Situation und die Konsequenzen, die sich aus alternativen Möglichkeiten ergeben, richtig abzuwägen, c) die erhaltene Information im Kontext eines kohärenten Wertsystems rational zu gewichten, d) die eigene Wahl zu äussern (SAMW 2004b, Teil III, Ziff. ad 2.1.).

7.1.3 Ethische Entscheidungsfindung nach dem ‚Sieben Schritte Modell'

Es entspricht der Palliative Care, die ethische Entscheidungsfindung partizipativ, patientenorientiert, interdisziplinär und kontextsensibel zu gestalten (Dinges 2007: 536). Dazu bedarf es kommunikativer Kompetenzen. Eine in diesem Sinne strukturiert gestaltete Entscheidungsfindung vermag Transparenz und Vertrauen zu schaffen, sowohl zwischen Patienten und Betreuungsteam als auch innerhalb des Teams sowie in und zur Institution. Dies trägt zur Sicherheit der Patienten und zur Qualität und Kultur einer Institution bei. Als eine mögliche Methode zur ethischen Urteilsbildung im Einzelfall und einer nachträglichen Evaluation hat sich in der Praxis das Modell der ‚Sieben Schritte ethischer Urteilsbildung' bewährt, wie es von Ruth Baumann-Hölzle vorgestellt wird (Baumann-Hölzle & Strebel 1999: 342–352).[32]

Im *ersten* Schritt geht es um die *Erfahrung eines Sachverhalts als sittliches Problem*. Hier wird das Sachwissen zusammengetragen und das Problem formuliert. Drei Ebenen oder Erfahrungsbereiche werden berücksichtigt, die wissenschaftlich-objektive Ebene, die berufliche Lebenserfahrung mit bisherigen an der Krankheit leidenden Patienten und die gemachte Erfahrung in der direkten Beziehung mit dem Patienten. Der *zweite Schritt* gilt der *Kontextanalyse*. Sie beinhaltet die zeitlichen, institutionellen und personellen Umstände sowie Lebensgeschichte und Lebensentwurf des Patienten. Im *dritten Schritt* erfolgt die *Formulierung des ethischen Dilemmas* im Rahmen einer *Wertanalyse*. Für die Analyse wird das Vorgehen anhand der vier bioethischen Prinzipien Autonomie, Nicht Schaden, Gutes Tun und Gerechtigkeit empfohlen. Es werden die zu berücksichtigen Werthaltungen der Betroffenen und die konfligierenden Prinzipien herausgearbeitet. Da es meist mehrere Handlungsstrategien zur Lösung eines Problems und ethischen Dilemmas gibt, wird in der Art eines Brainstormings im *vierten Schritt* ein *Entwurf von mindestens drei Verhaltensmöglichkeiten*

---

[32] Vgl. auch Jonsen et al. 2006: 1–15. Ihr Modell der ethischen Entscheidungsfindung basiert auf der Fallanalyse anhand der vier folgenden Kriterien: Medizinische Indikatoren, Patientenpräferenzen, Lebensqualität, kontextgebundene Faktoren. Mittels dieser Kriterien gelangt man zu den für den individuellen Fall relevanten ethischen Prinzipien.

aufgestellt. Dies gewährt eher, zu einem Konsens zu gelangen. Erst im *fünften Schritt* erfolgen die *juristische und ethische Analyse der Verhaltensmöglichkeiten.* Hierbei werden sie auf die herrschende Gesetzgebung hin überprüft und die ihnen zu Grunde liegenden Ethikentwürfe werden geklärt. Der *sechste Schritt* gehört der *Konsensfindung und* dem *Verhaltensentscheid* im konkreten Einzelfall. Vor der Entscheidung soll bei der Etablierung der Methode und im weiteren Verlauf sporadisch bei den Beteiligten abgeklärt werden, in welchem sittlichen Klima gearbeitet werden möchte. Dies dient sowohl der Bewusstseinsbildung für das herrschende Klima wie auch seiner Entwicklung. Für den *siebten Schritt*, die *Überprüfung des gefassten Entscheides*, gibt es ein zweistufiges Vorgehen. Bezüglich der aktuellen Situation wird gefragt, ob die Entscheidung für den Patienten immer noch stimmt. Einmal getroffene Entscheide müssen regelmässig auf ihn und seine aktuelle Situation hin überprüft werden. Mit einer zeitlichen Distanz von ca. sechs Monaten sollen die Entscheidungen und ihre Konsequenzen, aber auch die Art und Weise der Entscheidungsfindung, evaluiert werden. So lässt sich die Angemessenheit beurteilen und die Qualität verbessern.

7.2 Palliative Sedation

7.2.1 Begrifflichkeiten und Problemstellung

Die Sedation als medizinische Massnahme bei Patienten in palliativen Situationen ist sowohl in medizinischen Fachkreisen (Müller-Busch et al. 2006: 2733, Müller-Busch 2004b: 369) als auch in der Öffentlichkeit[33] mit Diskussionen, Befürchtungen und Verwirrungen verbunden.

---

33 Vgl. Zitzmann, Marc, Recht zu sterben oder Verurteilung zu leben?. Chantal Sébires letzter Kampf – wie eine krebskranke Französin von ihrem Leiden erlöst werden wollte, in: Neue Zürcher Zeitung vom 2. April 2008, 45. Angesichts der Aussicht, „ans Bett gefesselt in einen komatösen Zustand versetzt zu werden – bis zum Exitus" sagt Chantal Sébire mit der Begründung, dass es um die Würde gehe, sie wolle von der Gesellschaft nicht gezwungen werden, dies durchzumachen. Ihre Kinder sollen sie so nicht sehen.

Dazu trägt auch der in Deutschland immer noch am häufigsten verwendete Begriff der ‚terminalen Sedierung' bei. Er lässt Absicht und Zweck der Massnahme weitgehend offen. Die mit ihm verbundenen Missverständnisse und Befürchtungen beziehen sich insbesondere auf eine mitgedachte Nähe zur Terminierung des Lebens, zu einer, „verdeckten" und „langsamen", Euthanasie oder beabsichtigten aktiven Sterbehilfe (Müller-Busch et al. 2006: 2733, Müller-Busch 2004b: 372, Broeckaert & Núñez Olarte 2002: 167, Rietjens et al. 2008).[34] Mit ‚terminal' will jedoch eher die letzte – die terminale und finale – Phase der Krankheit bezeichnet werden (Jonen-Thielemann 2007: 1020, Müller-Busch et al. 2006: 2733). Die Sedierung selbst wird als letzte Behandlungsoption zur Linderung von belastenden und therapierefraktären Beschwerden gesehen (Radbruch & Nauck 2007: 1030). Um sich klarer von einer aktiven direkten Sterbehilfe abzugrenzen und den verschiedenen Formen der Sedation gerechter zu werden, sind zunehmend die Begriffe ‚palliative Sedierung' oder ‚palliative Sedierungstherapie' in Gebrauch (Müller-Busch et al. 2006: 2733, Materstvedt et al. 2003). Die Richtlinien und Empfehlungen der SAMW (2006, Teil II, Ziff. 9.1.2.) umgehen das Problem, indem sie lediglich von der „Sedation" sprechen. Damit verweisen sie indirekt auch darauf, dass eine vorübergehende Sedation therapeutisch einerseits in nicht palliativen Situationen und andererseits bereits früher als in der terminalen Phase einer unheilbaren Krankheit indiziert sein kann.

Bei der *Sedierung* in palliativen Situationen wird mittels pharmakologisch wirksamen Substanzen eine Reduzierung des Bewusstseins angestossen, um in einem mehr oder weniger tiefen, schlafähnlichen Zustand schwerwiegende und anders nicht zu behebende Symptome und Belastungen zu behandeln. In ihrer Linderung liegt das Ziel. Vom Konzept der Palliative Care her soll das Sterben nicht hinausgezögert werden, jedoch gehört auch eine „gezielte Lebensverkürzung [...] nicht

---

34 Das in 2. Auflage 2007 in Deutschland erschienene „Lehrbuch der Palliativmedizin" bezeichnet das entsprechende Kapitel „Terminale Sedierung", das ebenfalls in 2. Auflage 2007 in der Schweiz erschienene „Lehrbuch Palliative Care" nennt es „Palliative Sedierung".

in den Verantwortungsbereich der Palliativmedizin" (Müller-Busch 2004b: 370, Radbruch & Nauck 2007: 1029, Weixler 2007: 576).[35]

Euthanasie bedeutet von seinem griechischen Ursprung her der gute Tod und kann als Ausdruck des Wunsches nach einem möglichst leichten und angenehmen, leid- und schmerzlosen Tod verstanden werden (Höffe 2002).[36] Während im deutschen Sprachraum meist von ‚Sterbehilfe' die Rede ist, wird international in einem vergleichbaren Sinne der Begriff ‚Euthanasie' verwendet. In den Niederlanden steht dieser Begriff jedoch nur für die Tötung auf Verlangen des Patienten, die freiwillige aktive Euthanasie (Maas et al. 1996). Da mit den Begriffen verschiedene historische, kontextuelle, einstellungsbezogene und auch wertende Aspekte verbunden sind, plädiert Zimmermann-Acklin (2000b: 53–54) für einen weiten Sterbehilfebegriff, der ‚Sterbehilfe' und ‚Euthanasie' synonym verwendet. Dabei ist unter Sterbehilfe oder Euthanasie „eine Tötung oder ein Sterbenlassen eines schwer leidenden oder sterbenden Menschen auf dessen Verlangen oder zu dessen Wohl" zu verstehen. Bezugnehmend auf den Umbruch, in dem sich heute die Sterbehilfedebatte befinde, unterscheidet Bosshard eine klassische Terminologie, die in aktive und passive, direkte und indirekte Sterbehilfe unterteilt, von einer neueren Terminologie, die das Konzept der Autonomie stärker berücksichtigt. Er definiert die Sterbehilfe als „Handlungen und Unterlassungen, welche in Kauf nehmen oder zum Ziel haben, möglicherweise oder sicher die Lebensspanne eines auf den Tod kranken Menschen zu verkürzen bzw. den Tod herbeizuführen" (Bosshard 2005: 194). In seiner Tabelle zur klassischen Einteilung der Sterbehilfe räumt Bosshard der *Beihilfe zum Suizid* als „quasi vierter [in der Tabelle ist die direkte Sterbehilfe nicht explizit genannt, d. Verf.] Form der

---

[35] Meistens wird zur Beschreibung der Symptome und des Leidens der nur subjektiv zu bestimmende Begriff der ‚Unerträglichkeit' verwendet. Dieser ist in seiner Bedeutung sehr weit und lässt die Frage aufkommen, für wen, die Patientin, den Betreuer oder die Angehörigen, das Leid unerträglich ist und gelindert werden soll. Die Richtlinien und Empfehlungen der SAMW zur Palliative Care betonen deshalb zu Recht, dass die Schwierigkeit, fremdes Leid auszuhalten, nicht unabhängig vom Wunsch des Patienten dazu führen darf, eine palliative Sedation einzuleiten.

[36] Zur Begriffs- und Ideengeschichte der Euthanasie und den im Verlaufe der Zeit wechselvollen Bedeutungen vergleiche ausführlich in: Zimmermann-Acklin 1997: 21–90.

Sterbehilfe" aus Gründen der Abgrenzung, wie sie z.B. in der Schweiz oder im amerikanischen Bundesstaat Oregon von Bedeutung ist, einen eigenen Platz ein. Die Beihilfe zum Suizid besteht darin, dass einem Menschen, der Suizid begehen möchte, auf seinen anhaltenden Wunsch hin die tödlichen Mittel bereitgestellt oder verschrieben werden. Den letzten Akt führt der Suizidwillige selbst aus. In der Schweiz ist diese Beihilfe zum Suizid gemäss Art. 115 StGB nicht strafbar, wenn sie nicht aus selbstsüchtigen Motiven geleistet wird.

Die in der klassischen Einteilung gemachten Aktiv-Passiv- und Direkt-Indirekt-Unterscheidungen stellen handlungstheoretisch zwei unterschiedliche Zugangsweisen zur Beurteilung der Sterbehilfe dar. Indem die *Aktiv-Passiv-Unterscheidung* die Handlung als solche im Blickfeld hat, also das aktive Tun, Verabreichen, oder das passive Unterlassen, Verzichten beziehungsweise Abbrechen einer Behandlung, kommt ihr eine gewisse Objektivität zu. Demgegenüber ist die *Direkt-Indirekt-Unterscheidung* auf die handelnde Person, auf ihre Absicht bezüglich der Handlung gerichtet. Die direkte Absicht meint, dass die Behandlung gezielt zur Tötung oder zum Sterbenlassen eingesetzt wird. Bei der indirekten Sterbehilfe hingegen werden die Verkürzung oder Beendigung des Lebens nur als Nebenwirkung einer zur Behandlung des Leidens eingesetzten Massnahme in Kauf genommen, also nicht beabsichtigt. Da es in rechtlicher und moralischer Hinsicht für den praktischen medizinischen Alltag relevant ist, werden die beiden Zugangsweisen zur Sterbehilfe begrifflich auch kombiniert verwendet. Schematisch stellt dies Zimmermann-Acklin (2000b: 62) wie folgt dar:

	Töten (aktiv)	*Sterbenlassen (passiv)*
Beabsichtigen (*direkt*)	Eine Tötung in der klaren Absicht, das Leben eines Menschen zu beenden.	Das Abbrechen oder Unterlassen einer Behandlung in der klaren Absicht, den Menschen sterben zu lassen.
Bloss Zulassen (*indirekt*)	Die nicht beabsichtigte Tötung eines Menschen, die als blosse Nebenwirkung einer Behandlung in Kauf genommen wird.	Das Abbrechen oder Unterlassen einer Behandlung unter Inkaufnahme eines nicht beabsichtigten, früher einsetzenden Sterbeprozesses.

Tabelle 1: Aktiv-Passiv-/Direkt-Indirekt-Unterscheidung der Sterbehilfe nach Zimmermann-Acklin (2000b: 62).

Während die medizinisch begründeten passiven und indirekten Formen der Sterbehilfe im medizinischen Alltag unter der ärztlichen Entscheidungsverantwortung heute praktiziert werden und in der Regel moralisch auch akzeptiert sind, ist dies in den meisten westlichen Ländern bei der aktiven direkten Sterbehilfe anders. Dies spiegelt sich auch im Recht wieder. In der Schweiz sind heute die passive und die indirekte aktive Sterbehilfe nicht ausdrücklich geregelt, gelten aber als grundsätzlich erlaubt. Die direkte aktive Sterbehilfe ist nach Art. 111 (vorsätzliche Tötung), Art. 114 (Tötung auf Verlangen) oder Art. 113 (Totschlag) des Schweizerischen Strafgesetzbuches strafbar (Bosshard 2005).

Die klassische Einteilung der Sterbehilfe berücksichtigt den Wunsch und die Autonomie des Patienten nicht explizit. Im Zusammenhang mit der indirekten Sterbehilfe sind subjektive Aspekte des Arztes und allenfalls ein traditionelles ärztliches Ethos zentral. Die klassische Einteilung wurde hinsichtlich der Transparenz, der medizinethischen Diskussionen und gesellschaftlichen Veränderungen als ungenügend empfunden. So kam es vor allem von den Niederlanden aus zu einer neuen Debatte um die Sterbehilfe. Es entwickelte sich eine neue Terminologie, in der in den Niederlanden zwischen der ausdrücklich verlangten (,Euthanasia') und der nicht ausdrücklich verlangten aktiven Sterbehilfe (,LAWER' für ,life terminating acts/ending of life without an explicit request of the patient') unterschieden wird (Maas et al. 1996). Nach Bosshard (2005: 197) ergibt sich folgende Terminologie:

Deutschsprachige Terminologie	*Englischsprachige Terminologie*	*Holländisch geprägte Terminologie*
Sterbehilfe	Euthanasia	Medical end-of-life decisions
Passive Sterbehilfe	Passive euthanasia	Non-treatment decisions
Indirekte Sterbehilfe	Alleviation of pain and symptoms with a double effect	…with a possible or certain life-shortening effect
Suizidbeihilfe	Assisted suicide	Assisted suicide
Aktive Sterbehilfe auf Verlangen	Voluntary active euthanasia	Euthanasia
Aktive Sterbehilfe ohne ausdrückliches Verlangen	Non-voluntary euthanasia	Ending of life without an explicit request

Tabelle 2: Neuere Terminologie der Sterbehilfe im internationalen Vergleich gemäss Bosshard (2005: 197).

Die „terminale Sedierung" bestimmt Bosshard als eine „gezielte, bis zum Tode anhaltende Ausschaltung des Bewusstseins des Patienten mit sedativ wirkenden Substanzen (Benzodiazepine, Neuroleptika, Barbiturate)" (Bosshard 2007: 21). Sie wird zumeist als indirekte beziehungsweise indirekte aktive Sterbehilfe bezeichnet und kann mittels des Prinzips der doppelten Wirkung im herrschenden ethischen und rechtlichen Rahmen als gerechtfertigt betrachtet werden (vgl. 7.2.3).

Die Diskussion um die palliative Sedation ist konfliktbeladen. Emotionen und kontroverse Positionen prägen sie. Schwere Krankheiten, Leiden und Sterben sind Situationen, die sowohl eine private und sehr intime als auch eine öffentliche Seite haben. So geht es bei der palliativen Sedation nicht nur um ein medizin-internes Thema und eine persönliche Angelegenheit der Patienten, sondern auch darum, wie die Gesellschaft mit dem Leiden und Sterben umgeht und was sie von der Medizin und dem Gesundheitswesen erwarten kann. Bei der palliativen Sedation prallen nicht nur die unterschiedlichen Sichtweisen und Verständnisse von Euthanasie, Sterbehilfe und Begleitung beim Sterben aufeinander. Es gibt auch die Angst vor Missbrauch, so im Rahmen eines Vorgehens „aus Mitleid" ohne Berücksichtigung des Patientenwillens oder als Umgehung der rechtlichen Regelungen, aufgrund eines ökonomischen Drucks oder im Zusammenhang mit der Vorstellung einer leidfreien Gesellschaft (Simon 2007: 567–568, Murray et al. 2008: 781, Müller-Busch 2004b: 372). Andererseits kommt dem Bewusstsein in seinem wachen, reflexiven Zustand und der Kommunikationsfähigkeit eine grosse Bedeutung im Leben eines Menschen zu. Beide sind mit Individualität, Entscheidungsfähigkeit, Beziehung, Wert und Würde verknüpft. Auch kann die Tatsache, unheilbar schwer krank zu sein, und das Bewusstsein, in der letzten Lebensphase zu stehen, ein psychoexistenzielles Leiden hervorrufen, das Menschen als notwendig und sinnvoll für ihren Lebensvollzug erfahren (Weixler 2007: 577). Wie viel persönliches Leid die Patientin tragen kann und will, wie sie mit ihm umgeht, welche Möglichkeiten an Hilfe sie beanspruchen möchte, kann letztlich nur sie selbst bestimmen oder, falls dies nicht möglich ist, nur in wohlwollender Weise konsequent aus ihrer Optik entschieden werden. Voraussetzung ist, dass der Patientin die ihr zur Verfügung stehenden Möglichkeiten eröffnet werden. Gründe für die Konflikte, die sich durch die palliative Sedation ergeben, liegen, wie oben angeführt, in der uneinheitlichen, missverständlichen und verwirrenden Terminologie. Zudem erwähnt Weixler, dass viele wissenschaftliche Arbeiten inkonsistent und qualitativ gute wissenschaftliche Arbeiten unzureichend seien, weshalb viele Fragen offen blieben. So sei die Indikationsstellung vielfach unklar und strittig. Weil bei einer Sedation immer auch individuelle, philosophische, kulturelle, ethische und historische Aspekte mitspielten, würden vielfach Dogmen und Tabus einen rationalen und die berechtigten pluralistischen Standpunkte respektierenden Diskurs erschweren. Deshalb erfordere die palliative Sedation definierte Rahmenbedingungen, strukturierte, nachvollziehbare Entscheidungsprozesse und eine gute Kommunikation. Nur so seien Konflikte mit dem Recht, den Angehörigen und im Betreuungsteam, hier gerade zwischen Ärzten als Entscheidungsträgern und Pflegenden als Auszuführenden, zu vermeiden (Weixler 2007: 578–579).

Die erwähnten Probleme, die auf fehlenden Kenntnissen und Missverständnissen beruhenden Unsicherheiten in der Praxis und die unterschiedlichen Beurteilungen auch bei Ärzten und Ärztinnen, Medizinethikerinnen und -ethikern führten dazu, dass im Jahr 2002 im Rahmen einer Diskussionsplattform die Idee angestossen wurde, einen breiten Konsens zu finden und gemeinsame Empfehlungen zur palliativen Sedierung zu formulieren. Eine internationale Expertengruppe aus Ärzten, Pflegefachpersonen und Wissenschaftlern mit klinischer Erfahrung in der Palliativmedizin erarbeitete auf der Basis der vorhandenen Literatur und der Diskussionen in der europäischen Gesellschaft für Palliative Care (EAPC) gemeinsame Empfehlungen. Aufgrund der Daten und Erfahrungen beziehen sie sich vor allem auf Patienten mit fortgeschrittenen Krebsleiden, doch sollten sie auch auf andere Patienten in der Terminalphase anwendbar sein. Die Empfehlungen enthalten unter anderem Angaben zur Terminologie, Definition, Indikation, Dokumentation, zu kulturellen Gesichtspunkten, Medikamenten und Dosierungen, Begleittherapien und ethischen Aspekten (Müller-Busch et al. 2006).[37] In Anlehnung an diese Empfehlungen soll im Folgenden der Begriff ‚palliative Sedierung' beziehungsweise ‚palliative Sedation' verwendet werden.

---

37 Co-Autor Florian Strasser, der aus der Schweiz in der Expertengruppe vertreten war, publizierte die Empfehlungen unter dem Titel „Internationale Konsensus Gruppe Palliative Sedation" in: palliative-ch (2008) Nr. 1, 8–11. Erstmals und ausführlich veröffentlicht in: Graeff & Dean 2007.

7.2.2 Die Bestimmung der palliativen Sedierung aus medizinischer Sicht

Die palliative Sedierung hat zum Ziel, mit bewusstseinsmindernden Medikamenten „unerträgliches Leiden bei sonst therapierefraktären Symptomen zu lindern" (Müller-Busch et al. 2006: 2734). Vom Patienten werden die Symptome oder die Situation als eine derart intensive und anhaltende Belastung empfunden, dass er sie nicht mehr akzeptieren kann. Refraktär gelten die Symptome, wenn unter Einbezug einer kompetenten Palliative Care alle Möglichkeiten der Behandlung ausgeschöpft sind, diese nicht in einem tolerablen Zeitumfang eingesetzt werden können oder aufgrund der Umstände zu einer nicht zumutbaren Belastung für den Patienten führen. Mit einer entsprechenden fachlichen Erfahrung und Kompetenz in Palliative Care sowie ausreichenden Ressourcen, sowohl in der institutionellen wie freiwilligen und privaten Unterstützung, können bei 93–98% der Patienten physische Symptome und psychoexistenzielles Leiden angemessen und genügend kontrolliert werden (Klaschik 2003: 276).

Einerseits kann eine Sedierung als Nebenwirkung einer Symptombehandlung, z.B. bei der Schmerztherapie durch Opiate, auftreten. Auf der anderen Seite wird sie als primärer Effekt einer Behandlung angestrebt, wie dies bei der palliativen Sedierungstherapie der Fall ist. Grundsätzlich sollte dies zu Gunsten einer klaren Indikationsstellung und besseren Therapiekontrolle nicht vermischt werden. Neben der Differenzierung zwischen primärem und sekundärem Effekt lassen sich die Intension der Sedation, von oberflächlich bis tief und komatös, sowie die intermittierende und kontinuierliche Sedierung unterscheiden. Die intermittierende Form und die leichtere Sedation erlauben es, die verbale Kommunikationsfähigkeit und einen Tag-Nacht-Rhythmus aufrechtzuerhalten. Sie sollten wenn immer möglich der kontinuierlichen und tiefen Sedierung vorgezogen werden, sodass diese „nur in extremen Ausnahmesituationen" nötig werden (Müller-Busch et al. 2006: 2735). Die Sedierung ist am Patienten zu kontrollieren. So können die individuelle Wirksamkeit und der Bedarf überprüft werden. Gleichzeitig ist zu beachten, dass auch sedierten Patienten menschliche Nähe und Begleitung zukommen. Die Sedation kann eine persönliche, palliative Unterstützung nicht ersetzen (Müller-Busch 2004: 110).

Als Medikament der ersten Wahl gilt das sedierend und angstlösend wirkende Benzodiazepin Midazolam. Es ist gut steuer- und antagonisierbar, kann auf verschiedene Weise appliziert werden und ist angesichts eines hohen therapeutischen Index relativ sicher in der Anwendung. Die Probleme beim Midazolam, wie auch bei anderen Benzodiazepinen, liegen in der anterograden Amnesie, der Toleranzentwicklung und einer möglichen paradoxen Reaktion. Obwohl die sedierte Patientin wach und kontaktfähig ist, kann sie sich nicht mehr an die Gespräche oder Besuche erinnern. Darüber sind die Patientin und die Angehörigen zu informieren, und es wird empfohlen, vor einer kontinuierlichen, tiefen Sedation ein Abschiedsritual zu gestalten. Der Toleranzentwicklung kann mit einer diskontinuierlichen Zufuhr begegnet werden. Paradoxe Reaktionen werden vor allem bei prädisponierten Patienten unter der Verwendung von unangemessen hohen Dosierungen beobachtet. Eine gefürchtete Komplikation ist der Atemstillstand. Er kann auftreten, wenn die Behandlung zu rasch und in zu hohen Dosen begonnen wird, Angst und Stress als letzte Trigger des Atemzentrums funktionieren oder bei einer Kombination mit anderen atemdepressiven Medikamenten wie Opiaten (Weixler 2007: 579–580). Zu welchem Zeitpunkt eine palliative Sedierung durchgeführt wird, hängt von der Indikation und den Umständen ab. Eine tiefe und kontinuierliche Sedation sollte nur erfolgen, wenn die irreversible Erkrankung so weit fortgeschritten ist, dass „der Tod innerhalb von Stunden oder wenigen Tagen zu erwarten ist" (Müller-Busch et al. 2006: 2734).

Als Indikationen für eine palliative Sedierung werden ein agitiertes Delirium, Atemnot, Schmerzen, Angst und Stress, unbeherrschbare akute Blutungen sowie Übelkeit und Erbrechen genannt.[38] Bei einem psychosozialen und -existenziellen Leiden als Indikation spielen in besonderem Masse institutionelle, kulturelle und religiöse Faktoren eine Rolle (Müller-Busch 2004b: 372–374, Radbruch & Nauck 2007: 1030–1032). Eine Untersuchung von Müller-Busch et al. (2003) über den Einsatz von Sedativa in den letzten zwei Lebenstagen in einer *pallia-*

---

38   Vgl. dazu die vergleichende Zusammenstellung von 11 Studien aus den Jahren 1990–2003 zu Häufigkeit und Indikation einer Sedierung am Lebensende in Müller-Busch 2004: 109. Die Häufigkeit einer Sedierung schwankte zwischen 8 und 52 % aller verstorbenen Patienten.

tive care unit eines deutschen Krankenhauses zeigte, dass von 1995–2002 bei einer Gesamtinzidenz von 14,6% die jährliche Häufigkeit von 7,7% (1995) auf 19,2% (2002) zunahm. Dabei verschob sich in den Jahren 2000–2002 die Hauptindikation von den somatischen Symptomen zu jenen eines psychoexistenziellen Leidens (46,9% [1995–1999: 29%], im Vergleich dazu: Atemnot 34,7% [35,5%], agitiertes Delirium 10,2% [19,4%], Schmerz 2,0% [3,2%]). Rund ein Drittel (34,4%) der Patienten ersuchten explizit (direkt oder in einer Patientenverfügung) um eine palliative Sedierung nach [19,4%]. Gerade bei Patienten mit psychosozialem und -existenziellem Leiden bleibt aber immer zu fragen, ob die psychiatrische, psychologisch-soziale und spirituelle Unterstützung genügend gewährleistet ist (Morita 2004). Der Wunsch nach einer Sedation kann auf Druck der Angehörigen entstehen, deren Leiden der Patient durch die Sedierung verringern möchte. Zudem leiden schwerkranke und sterbende Patienten oft an einer Depression. Sie ist genauso wie ein in dieser Phase häufig auftretendes Delirium abzuklären und entsprechend adäquat zu behandeln. Es wird deshalb empfohlen, die Indikation zur palliativen Sedierung im Rahmen eines multidisziplinären Assessments zu beurteilen und in Palliative Care Institutionen durchzuführen beziehungsweise diese konsiliarisch einzubeziehen (Weixler 2007, Müller-Busch et al. 2006, Radbruch & Nauck 2007).

7.2.3 Entscheidungsfindung und Indikationsstellung zur palliativen Sedierung

Muss festgestellt werden, dass ein Patient an einer schweren, fortgeschrittenen und unheilbaren Krankheit leidet, sind vom Betreuungsteam aus frühzeitig mit ihm und seinen Angehörigen die Möglichkeiten der weiteren Behandlung, die Bedürfnisse in Bezug auf seine Lebens- und Sterbensgestaltung, die Werthaltungen und Einstellungen miteinander zu besprechen. Der Entscheidungsprozess für eine palliative Sedierung strebt ein transparentes Handeln im Konsens von Betreuungsteam, Ärzten, Pflegenden, Seelsorgern sowie Betroffenen und Angehörigen an. Im Sinne der Palliative Care dient die palliative Sedierung der Linderung anders nicht zu behandelnder, therapierefraktärer Symptome, die der Patient als untragbar empfindet. Nachdem alle alternativen Therapiemöglichkeiten abgeklärt beziehungsweise versucht wurden, ist das Ziel, das Vorgehen und die Form der palliativen Sedierung festzulegen. Die Besprechung mit dem Patienten und seinen Angehörigen soll neben diesen Daten die Wirkung, mögliche Nebenwirkungen und Komplikationen beinhalten. Begleittherapien und die Zufuhr von Flüssigkeit und Nahrung sind zunächst unabhängig von der palliativen Sedierung zu beurteilen. Mit dem Patienten ist zu bestimmen, ob diese fortgesetzt, verändert oder sistiert werden sollen (Weixler 2007: 584–585, Müller-Busch et al. 2006: 2734–2735). Machen die belastenden Symptome keine tiefe Sedation notwendig, so können Flüssigkeit und Nahrung weiterhin *per os* aufgenommen werden. Es ist möglich, den Bedarf während einer Sedation klinisch zu prüfen. Oft zeigt sich, dass der Sterbende in der terminalen Lebensphase kein Bedürfnis nach Flüssigkeit oder Nahrung mehr empfindet (Jonen-Thielemann 2007: 1022, Broeckaert & Núñez Olarte 2002: 171–172). Die palliative Sedierung benötigt wie jede andere medizinische Massnahme neben der Indikation die informierte Zustimmung des Patienten, abgesehen von Notfallsituationen, wie z.B. bei einer akuten, massiven Blutung, extremer Unruhe oder Angst vor Erstickung (Müller-Busch 2004b: 374, Beck 2004: 339–340). Besonders sorgfältig sind sowohl beim Patienten wie auch bei den Mitgliedern des Betreuungsteams persönliche, moralisch-ethische, kulturelle und religiöse Bedürfnisse und Standpunkte zu berücksichtigen und zu klären (Radbruch & Nauck 2007: 1032–1034). Der Entscheidungsprozess, die Indikationsstellung mit der Zielsetzung, das Vorgehen und die regelmässigen Neubeurteilungen werden dokumentiert (Weixler 2007: 584–585, Müller-Busch et al. 2006: 2734–2735). Neben der Dokumentation tragen ausgewiesenes Fachwissen zur Indikation und Durchführung der palliativen Sedierung, Einfühlungsvermögen in die Bedürfnisse und Überzeugungen der Betroffenen, eine offene und frühzeitige Kommunikation über Ziele und Absichten der Behandlung sowie die ethische Kompetenz des Betreuungsteams als auch anerkannte Empfehlungen oder Richtlinien zur palliativen Sedierung dazu bei, einem möglichen Missbrauch der palliativen Sedierung entgegen zu wirken (Müller-Busch 2004b: 375, Beck 2004: 340).

7.2.4 Ethische Beurteilung

Die Beurteilung der palliativen Sedierung erfolgt einerseits aus der juristischen und medizinischen, andererseits aus der ethischen Perspektive. Vom Gesetz her ist in der Schweiz die direkte aktive Sterbehilfe im Sinne einer vorsätzlichen Tötung (StGB Art. 111), eines Totschlags (StGB Art. 113) und einer Tötung auf Verlangen (StGB Art. 114) verboten. Die Beihilfe zum Suizid (StGB Art. 115) ist unter bestimmten Bedingungen straffrei. Die passive und die indirekte aktive Sterbehilfe sind rechtlich nicht explizit geregelt, gelten aber als erlaubt. Die Ärztin ist im Sinne einer Garantenpflicht an ihre berufsbezogenen Aufgaben, Rechte und Pflichten gebunden. Sie führt ihre Tätigkeit *lege artis* aus. Von den Grundrechten stehen dem einzelnen Menschen als Person das Recht auf Leben und Selbstbestimmung wie auch der Schutz und Respekt vor seiner Würde und Freiheit zu. Aus medizinischer Sicht stellt die palliative Sedation eine therapeutisch indizierte Massnahme bei durch den Patienten als unerträglich empfundenen, ansonsten therapierefraktären Symptomen dar. Das Konzept der Palliative Care bejaht das Leben und betrachtet das Sterben als natürlichen Prozess, beabsichtigt weder ein Hinausschieben noch einen vorzeitigen Tod und weist als oberstes Ziel ihres Handelns die Linderung von belastenden Symptomen auf, um eine möglichst gute Lebensqualität zu ermöglichen (vgl. 2.2). Für die Beurteilung aus ethischer Sicht sind hauptsächlich die Respektierung des Patientenwillens, seine informierte Zustimmung, die Prinzipien des Wohltuns und Nichtschadens (im Sinne der Proportionalität) relevant. Als ethische Rechtfertigung der palliativen Sedierung, insbesondere zur Abgrenzung von einer direkten aktiven Sterbehilfe, oft kurz ‚Euthanasie' oder ‚Euthanasie auf Verlangen' genannt, wird das Prinzip der Handlung mit doppelter Wirkung (‚Doppelwirkungsprinzip' [PDW] oder ‚double effect') herangezogen (Materstvedt et al. 2003: 99, Weixler 2007: 577–578, Radbruch & Nauck 2007: 1031, Morita 2004: 447, Beck 2004: 339, Bosshard 2007: 21). Dabei werden für die ethische Beurteilung sowohl die Intention, die eingesetzten Mittel und das Verfahren als auch die Wirkung oder der Effekt der Handlung für den Patienten berücksichtigt.

Das traditionelle Prinzip der doppelten Wirkung betrifft echte moralische Dilemmasituationen, in denen bei Entscheidungen am Lebensende mittels einer Intervention das Wohl des Patienten gefördert werden möchte, gleichzeitig und unvermeidlich aber auch das Risiko einer Lebensverkürzung oder Tötung eingegangen wird (Zimmermann-Acklin 2004: 4–8, Zimmermann-Acklin 1997: 282–350). Es stammt ursprünglich aus der katholischen Moraltheologie und wurde entwickelt, weil das absolute Tötungsverbot in bestimmten Lebenssituationen, wie z. B. wenn das Leben der Mutter und jenes des ungeborenen Kindes auf dem Spiel stehen, nicht praktiziert werden kann. So ist das Doppelwirkungsprinzip für jene moralischen Haltungen und Theorien relevant, die absolute Pflichten voraussetzen beziehungsweise eine deontologische Ethik vertreten. Um lebbar zu sein, müssen sie eine Güterabwägung einbeziehen und die positiven und negativen Folgen abschätzen, wodurch sie relativiert werden. Damit eine zur Debatte stehende Intervention beziehungsweise die Verursachung oder Zulassung ihres negativen Effekts ethisch als gerechtfertigt gelten kann, müssen vier Bedingungen erfüllt sein:

1. Die Handlung darf nicht in sich selbst sittlich schlecht sein (Verbot der in sich schlechten Handlung [actus intrinsece mali]).
2. Die üble Wirkung darf nicht in sich selbst beabsichtigt sein (Intentionalität des Handelnden allein für das gute Ziel).
3. Die üble Wirkung darf nicht Mittel zum guten Zweck sein.
4. Für die Verursachung oder Zulassung muss ein guter Grund vorliegen (Proportionalität beziehungsweise Angemessenheit in der Abwägung der positiven und negativen Folgen).

Damit werden sowohl die Aktiv-Passiv-Unterscheidung, die Handlung selbst im Sinne einer Tötung und Lebensverkürzung oder eines Sterbenlassens, als auch die Direkt-Indirekt-Unterscheidung, welche die Intention der handelnden Person, die Beabsichtigung oder lediglich die Zulassung und Inkaufnahme, ausdrückt, berücksichtigt. Sie bleiben daher für die Rechtfertigung einer Handlung mittels des Doppelwirkungsprinzips relevant.

Sterbenlassen und Töten haben zwar äusserlich betrachtet die gleiche Folge, den Tod, und beide stellen Handlungen dar (weshalb Vertreter der Äquivalenzthese einen moralisch relevanten Unterschied bestreiten und bei einer rein konsequentialistischen Ethik auch die Motivation und Intention zur Beurteilung nicht einbeziehen), doch sind sie von ihrer Kausalität her insofern unterschiedlich, als die handelnde Person beim Sterbenlassen nicht selbst aktiv eingreift, hingegen beim Töten das Sterben und den Tod aktiv auslöst. Wird an einer moralisch relevanten Unterscheidung festgehalten, so gibt es dafür nach Zimmermann-Acklin sogenannte intrinsische Gründe wie das absolute Tötungsverbot im Rahmen einer religiös und naturrechtlich begründeten in sich schlechten Handlung, die Intuition, dass Töten verwerflicher ist als Sterbenlassen, das ärztliche Ethos, in dem der tugendhafte Arzt das Wohl und nicht den Schaden oder Tod des Patienten anstrebt, sowie die unterschiedliche Sinnstruktur von Sterbenlassen und Töten in Bezug auf ein humanitäres und ärztliches Handeln. Als extrinsische, mit der Unterscheidung kovarierende Gründe, die zur Begründung eines relevanten Unterschieds herbeigezogen werden, wenn nicht in jeder Situation am absoluten Tötungsverbot festgehalten wird (Kompromissthese oder modifizierte Signifikanzthese), gelten die Auswirkungen auf das ärztliche Rollen- und Selbstverständnis, auf das Vertrauensverhältnis zwischen Arzt und Patient sowie die Gefahr des Missbrauchs und der Ausweitung. Sie sind auf die unterschiedlichen Folgen eines Sterbenlassens oder Tötens in der individuellen und gesellschaftlichen Wahrnehmung zurückzuführen (Zimmermann-Acklin 2004: 6–7).

Das Doppelwirkungsprinzip geht mit seiner ersten Bedingung vom grundsätzlichen Festhalten am Tötungsverbot aus. Mit der Begründung, dass ein moralisch relevanter Unterschied zwischen Sterbenlassen und Töten besteht, vermag das Prinzip bei einem gleichzeitigen Rückgriff auf die Absicht der handelnden Person in Ausnahmefällen auch eine aktive, in diesem Falle eine indirekte, Sterbehilfe, einen durch die handelnde Person aktiv in die Wege geleiteten Tod, ethisch zu rechtfertigen. Der Rückgriff auf die Absicht der handelnden Person ermöglicht es, eine für das Wohl des Patienten notwendige Intervention, trotz möglicher Todesfolge, in angemessener Weise einzusetzen (Proportionalität, vgl. die vierte Bedingung). Als indirekte, nicht beabsichtigte, aktive Sterbehilfe darf sie den Tod nicht als Mittel zum Wohl des Patienten anstreben, will sie moralisch als zulässig gelten (vgl. die dritte Bedingung). Da die Intention immer im Zusammenhang mit der effektiven Handlung, also der Vorgehensweise, der verwendeten Mittel und dem Handlungsziel, steht, wird sie sich längerfristig im Sinne *„eines (die einzelne Handlung) übergreifenden Handlungsplans bzw. Handlungsentwurfs einer Ärztin"* auch von aussen wahrnehmbar etablieren (Zimmermann-Acklin 2004: 7). So kann sich zeigen, ob z.B. eher im Sinne der Palliative Care ein Lindern des Leidens ohne beabsichtigte Lebensverkürzung angestrebt wird, oder eher eine möglichst rasche und leidfreie Beendigung des Lebens. Völlig transparent wird die Intention aber nie sein. Wesentlich ist, dass das Doppelwirkungsprinzip nur als Rechtfertigung für eine ethisch umstrittene Behandlung am Lebensende herangezogen werden kann, wenn das Tötungsverbot vorausgesetzt wird. Denn die Intention und damit die Direkt-Indirekt-Unterscheidung ist nur massgebend, um die Kausalität in Bezug auf die Verkürzung oder Beendigung des Lebens ethisch zu rechtfertigen, wenn auch an der Unterscheidung zwischen Sterbenlassen und Töten festgehalten wird. Entfällt dies, wird der Rückgriff auf die Intention der handelnden Person überflüssig. Dann können für eine Intervention mit potenziell tödlichen Folgen auch andere Argumente wie der Wille des Patienten oder seiner Angehörigen, gesellschaftliche oder politische Vorstellungen von Lebensqualität und ökonomische Faktoren im Sinne einer Rationierung eine entscheidende Rolle spielen (Zimmermann-Acklin 2004: 8).

Die palliative Sedierung kann mittels des Doppelwirkungsprinzips ethisch gerechtfertigt werden. Die Palliative Care geht grundsätzlich von einem Tötungsverbot aus. Die Intention der Ärztin liegt in der Behandlung belastender Symptome mit dem Ziel der Linderung des Leidens. Dazu werden in angemessener Weise unter Berücksichtigung der Sorgfaltskriterien potenziell reversible Mittel (Sedativa, vor allem Benzodiazepine) in niedriger, einschleichender Dosierung eingesetzt, in dem Masse wie es zur wirksamen Symptomkontrolle notwendig ist. Der Nutzen für das Wohl des Patienten wird höher eingestuft als der mögliche Schaden im Sinne einer Lebensverkürzung. Sachlich kann sich die palliative Sedation in Bezug auf die Intention (Tötung), die Art und Weise des Vorgehens (hohe Dosis) und der eingesetzten Mittel (Narkotika, z.B. Barbiturat, nicht antagonisierbar, hohe Toxizität beziehungsweise niedrige therapeutische Breite) sowie auf die beabsichtigte Wirkung (rascher Tod) von der direkten aktiven Sterbehilfe abgrenzen (Weixler 2007: 577–578, Materstvedt et al. 2003: 99). Es stellt sich aber die Frage, ob für die palliative Sedierung überhaupt eine ethische Rechtfertigung mit dem Doppelwirkungsprinzip angezeigt ist beziehungsweise es sich bei ihr um eine indirekte aktive Sterbehilfe handelt.

Empirische Studiendaten legen nahe, dass in einer *lege artis* durchgeführten palliativen Sedation kaum mit einer Lebensverkürzung zu rechnen ist. Auch lassen sich im gleichen Palliative Care Setting keine signifikanten Unterschiede in der Überlebenszeit von sedierten und nicht sedierten Patienten ausmachen (Broeckaert & Núñez Olarte 2002: 176).[39] Die palliative Sedation ist deshalb im Normalfall nicht als klassische indirekte aktive Sterbehilfe zu beurteilen. In Ausnahmesituationen, z.B. bei terminaler Atemnot, wie sie bei Patienten mit einer Amyotrophen Lateralsklerose oder einem Karzinomleiden vorkommen kann, kann zur Linderung eine Dosierung mit lebensverkürzendem Effekt notwendig werden (Cowan & Walsh 2001). So stellt die palliative Sedierung eher eine medizinisch indizierte therapeutische Massnahme in der Begleitung von unheilbar schwer und fortgeschritten erkrankten Menschen dar, deren baldiges Sterben zumeist absehbar ist.

Allerdings bleibt abzuschätzen, inwieweit die Verkürzung der „bewusst erlebten Lebensspanne", hier bei der terminalen Sedation als gezielter, bis zum Tod anhaltender Ausschaltung des Bewusstseins verstanden, eine zusätzliche Form von Sterbehilfe ist (Bosshard 2007: 23). Der Grat zwischen einer Hilfe *zum* Sterben und einer Hilfe *beim* Sterben ist schmal. Die palliative Sedation gehört als anerkannte medizinische Intervention zum ärztlichen Auftrag und ist an die informierte Zustimmung des Patienten gebunden. Aus dieser Perspektive berücksichtigt sie sowohl die Autonomie des Patienten, seine Auffassung von Lebensqualität und die Proportionalität zwischen dem angestrebten Wohl und dem möglichen Schaden für den Patienten als auch die Tatsache, dass keine andere Therapieoption zur Verfügung steht. Das Ziel der palliativen Sedation besteht aus medizinischer Sicht primär auch nicht in einer tiefen und kontinuierlichen Sedation bis zum Tod des Patienten. Diese soll, wenn sie nötig ist, auf die letzten Stunden und Tage beschränkt werden und nur mit dem Einverständnis des Patienten

---

39   Aufgrund der dargestellten Studienübersicht liegt die mittlere Überlebenszeit nach Beginn der Sedation bei 2,4–3,2 Tagen. Die Situation der Sedation am Lebensende ist vergleichbar zur Schmerztherapie am Lebensende mit Opiaten. Aus der EURELD-Studie (vgl. Heide et al. 2003) und weiteren Untersuchungen ergab sich, dass in der Schweiz zwar meistens Morphium eingesetzt und die Massnahme als indirekte aktive Sterbehilfe bezeichnet wurde, die verabreichten Dosen und der Verlauf jedoch in fast allen Fällen eine Lebensverkürzung ausschlossen beziehungsweise lediglich möglich war. Eine Verkürzung war nur in jenen Fällen fast sicher, in denen eine inadäquate Behandlung durchgeführt wurde. Bemerkenswert ist, dass offenbar vielfach zwischen der Intention des Arztes und der Wahrscheinlichkeit einer effektiven Lebensverkürzung kein Zusammenhang bestand. Vgl. dazu Bosshard 2007: 23.

erfolgen (SAMW 2006: Teil II, Ziff. 9.1.2., Müller-Busch et al. 2006: 2735). Zudem vermag eine optimale, multidisziplinäre Palliative Care die Häufigkeit der Sedation gerade in der terminalen Phase bei psychoexistenziellem Leiden zu verringern (Morita 2004: 448–449). Die palliative Sedation ist aus diesen Gründen zu erachten als eine ethisch zulässige, grundsätzlich auch gebotene medizinische Massnahme zur Linderung des Leidens des Patienten, der die Verkürzung der bewussten Lebensspanne willentlich, in direkter oder indirekter Form im Rahmen einer Verfügung, in Kauf nimmt, oder die allenfalls in seinem mutmasslichen Willen oder besten Interesse in Kauf genommen wird. Inwiefern die Verkürzung der bewussten Lebensspanne als moralisch problematisch beurteilt wird, hängt auch davon ab, welches Verständnis von Lebensqualität vorliegt. Diese Beurteilung aber ist und muss, weil sie letztlich nur individuell und subjektiv bestimmbar ist, in der Arzt-Patient-Beziehung verbleiben (SAMW 2006: Präambel, Müller-Busch et al. 2006: 2734). Weil es den gesellschaftlichen und ökonomischen Druck erhöhen könnte, Missverständnisse generiert und die Freiheit des einzelnen Menschen, über seinen Lebensentwurf innerhalb einer Gesellschaftsordnung bestimmen zu können, bedrängen würde, ist meines Erachtens Vorsicht geboten, die palliative Sedation als eine weitere Form der Sterbehilfe zu betrachten. Als Sterbehilfe könnte sie auch nur dann gelten, wenn eine Sterbehilfesituation gegeben ist. Die verkürzte bewusste Lebensspanne selbst führt aber in der Regel nicht zum Tod.

Die Probleme aus ethischer Sicht ergeben sich weniger aus der palliativen Sedation selbst, sondern vielmehr aus den Begleitumständen. Dazu gehören der Abbruch von lebensverlängernden medizinischen Behandlungen und der Flüssigkeits- und Nahrungszufuhr, ein ausdrückliches Verlangen des Patienten oder der Angehörigen nach einer Sedation ohne medizinisch stichhaltige Befunde oder im Rahmen eines Wunsches nach Tötung, ein progressives Vorgehen des Arztes oder der ausführenden Pflegepersonen aus „Mitleid" ohne Einwilligung oder gegen den Willen des Patienten (sogenannte nicht-freiwillige und unfreiwillige Sterbehilfe), aber auch die Vorenthaltung einer umfassenden Palliative Care und palliativen Sedierung bei mangelnden Versorgungsstrukturen und die Missachtung der frühzeitigen und offenen Informations- und Aufklärungspflicht des Patienten. Da an dieser Stelle die ethische Beurteilung der palliativen Sedation thematisiert wird, erfolgt keine ausführliche Beleuchtung des Behandlungsabbruchs. Bei ihm kann von einer ethisch und rechtlich akzeptierten und zulässigen passiven Sterbehilfe ausgegangen werden. Es kommen die ethischen Kriterien zum Zuge, wie sie in den Richtlinien der SAMW zur Palliative Care (2006: Teil II, Ziff. 9.1.1.) und zur Betreuung am Lebensende (2004b: Teil II, Ziff. 3.2.) genannt sind. Der Entscheid zum Behandlungsabbruch wie auch die Beurteilung der Flüssigkeits- und Nahrungszufuhr sollen primär unabhängig von der palliativen Sedierung angegangen werden. Der Abbruch oder Verzicht kann ethisch gerechtfertigt oder sogar geboten sein (SAMW 2006: Teil II Ziff. 9.1.1.).

Tritt die Situation ein, dass theoretisch sowohl der Abbruch einer Behandlung oder die Verweigerung beziehungsweise der Verzicht auf Flüssigkeit und Nahrung als auch die palliative Sedierung zum Tode beitragen, kann dies mit der Begründung, dass der Abbruch oder Verzicht die hauptsächliche Ursache für den Tod ist, ebenfalls als passive Sterbehilfe gewertet werden. In diesem Falle dient die palliative Sedation der Linderung der durch den Abbruch verursachten Beschwerden (Birnbacher 2004: 364). Im Allgemeinen wird ein Abbruch als gerechtfertigt oder zulässig anerkannt, wenn eine Behandlung nicht mehr sinnvoll ist, sie also weder die Symptome zu verbessern vermag noch eine Lebensverlängerung in einer für den Patienten annehmbaren Lebensqualität verspricht.

Eine Behandlung muss abgebrochen werden, wenn sie nachweislich dem Patienten mehr schadet als nützt, und wenn der urteilsfähige Patient sie ablehnt oder verweigert. Entsprechend des ärztlichen Ethos und einer humanistischen Einstellung ist es immer geboten, bei einem berechtigten Abbruch die daraus für den Patienten resultierenden, belastenden Symptome mittels palliativer Sedierung zu behandeln, sofern sie die adäquate Therapie ist. Ein Behandlungsabbruch unter einer palliativen Sedation ist hingegen nicht zu rechtfertigen, wenn die Entscheidung dazu hauptsächlich vom Wohl und den Wünschen der Angehörigen oder des medizinischen Personals ausgehen. Ebenso dürfen der Behandlungsabbruch und die palliative Sedation nicht durch die Vorenthaltung von medizinisch möglichen Alternativen zur Verbesserung der Lebensqualität oder einer angemessenen Lebensverlängerung bedingt sein, über die der Patient nicht vor der Sedation informiert wurde (Birnbacher 2004: 364–365).

Brisant ist die Frage, wie im Rahmen der palliativen Sedation umzugehen ist, wenn der Patient nach einer aktiven Sterbehilfe verlangt, die direkte aktive Euthanasie auf Verlangen nicht wie in den Niederlanden oder Belgien gesetzlich erlaubt ist und auch die Beihilfe zum Suizid für den Patienten keine Alternative bietet. Eine Studie in den Niederlanden (Rietjens et al. 2008) ergab, dass sich die Inzidenz der palliativen Sedierung als kontinuierliche, tiefe Sedation bis zum Tod mit einem potenziell lebensverkürzenden Effekt, z. B. aufgrund des Abbruchs lebensverlängernder Massnahmen, zwischen 2001 und 2005 von 5,6 % auf 7,1 % erhöhte, während sich der Gebrauch der Euthanasie von 2,6 % aller Todesfälle auf 1,7 % reduzierte. An allen Todesfällen betrug der Anteil von Patienten, die eine kontinuierliche, tiefe Sedation bis zum Tod erhielten, im Jahre 2005 8,2 %. Während, bei den üblich genannten Indikationen und Symptomen, die in der Grundversorgung und in Heimen tätigen Ärzte oft Benzodiazepine allein einsetzten, wurde in der Klinik am häufigsten mit Morphium kombiniert. In der Hälfte der Fälle wurde die Sedation innerhalb von 24 Stunden vor dem Tod begonnen. Selten (9 %) erfolgte im vorausgehenden Monat ein palliativmedizinisches Konsilium, meist veranlasst durch die Grundversorger. In 9 % der Fälle ging der Entscheidung zur Sedierung ein ausdrückliches Verlangen nach Lebensbeendigung oder nach einer Beihilfe zum Suizid voraus, welche aber von den Ärzten nicht gewährt wurden. Als Gründe nannten sie den Zeitmangel, um die geforderten Verfahrensmassnahmen umzusetzen, ein nicht als unerträglich beurteiltes Leiden des Patienten und den Rückzug des Verlangens nach einer Euthanasie. Die Autorinnen und Autoren sehen den Anstieg der kontinuierlichen, tiefen Sedierung bis zum Tode begründet in der höheren Aufmerksamkeit und besseren Kenntnis der Ärzte infolge von z. B. publizierten professionellen Guidelines, die Thematisierung in den Medien und einer damit verbundenen grösseren Sensibilität für die Sedation bei den Professionellen, den Patienten und ihren Angehörigen. Zudem vermuten sie, dass diese Form der Sedierung als eine Alternative zur Euthanasie betrachtet wird. So ist der Rückgang der Euthanasie vor allem dort zu verzeichnen, wo sie am häufigsten auftritt, nämlich in der Grundversorgung und bei Patienten mit Krebskrankheiten. Zwar trennen im Grundsatz auch die Autorinnen und Autoren die Sedierung und die Euthanasie, sehen aber doch in gewissen Situationen eine mögliche Ersetzung der Euthanasie durch die Sedierung. Allerdings schätzen sie die Missbrauchsgefahr und tatsächliche Lebensverkürzung durch eine Sedierung, sofern sie in der Situation einer kurzen Lebenserwartung begonnen wird, als gering ein. Ist dies nicht der Fall, so könne die kontinuierliche, tiefe Sedierung als Weg zur Umgehung der rechtlichen und professionellen Regeln auftreten.

Auch wenn zur Beurteilung der gegenwärtigen Situation weitere Studien mit anders gelagerten Untersuchungsprofilen gefordert sind, lässt sich doch sagen, dass eine palliative Sedierung gerade auch am Lebensende eine ethisch gerechtfertigte und gebotene medizinische Massnahme darstellt. Sie bringt den Arzt und das Betreuungsteam umso weniger in eine Dilemmasituation, in der zwischen der Autonomie des Patienten und der durch das ärztliche Rollenverständnis gegebenen Fürsorgepflicht, des Lebensschutzes und dem persönlichen Gewissen entschieden werden muss, je mehr sich eine qualitätsvolle Palliative Care in der medizinischen Praxis etabliert und in der Öffentlichkeit transparent wird. Die ärztliche Seite ist gefordert, die palliative Sedierung *lege artis* anzuwenden und den Patienten wie auch die Angehörigen rechtzeitig über deren Vor- und Nachteile zu informieren. Der Patient selbst kann seine Autonomie angesichts einer möglichen Urteilsunfähigkeit am besten durch eine möglichst konkrete Patientenverfügung oder die Bestimmung einer bevollmächtigten Vertrauensperson wahrnehmen.

Die beste Palliative Care wird nicht in jedem Falle einen Suizidwunsch oder das Verlangen nach einer Euthanasie stillen können (SAMW 2006: Teil II Ziff. 3. Kress 2003: 186–187).[40] Im Rahmen der geltenden Gesetzesordnung hat der Patient das Recht, die zulässigen Formen der Sterbehilfe einzufordern. Allerdings kann er den Arzt oder das Betreuungsteam nicht dazu verpflichten. Der Wille des Patienten hat seine Grenze bei Handlungen, die dem persönlichen Gewissen des Arztes und der ärztlichen Standesordnung widersprechen (SAMW 2004b: Teil II Ziff. 4). Der Arzt ist aber verpflichtet, den Patienten in seinem Wunsch zu respektieren und ihm die möglichen Institutionen, wie z.B. die Sterbehilfeorganisationen in der Schweiz, zu erläutern, oder ihm den Zugang zu einem Arzt, der nicht in der gleichen Gewissensnot steht, zu ermöglichen. Entsprechend der Richtlinien der SAMW zur Betreuung der Patientinnen und Patienten am Lebensende ist es, da

---

40 Vgl. zur Möglichkeit eines freiwilligen Verzichts auf Flüssigkeit und Nahrung in Kombination mit einer Sedierung am Lebensende als Alternative zur verlangten ärztlichen Beihilfe zum Suizid: Quill & Byock (2000).

in der Schweiz alle Personen, falls sie uneigennützig handeln, Beihilfe zum Suizid leisten können, der freien Gewissensentscheidung des Arztes anheim gestellt, diese Hilfe unter Einhaltung der Sorgfaltspflichten zu leisten. In den medizinischen Institutionen und Heimen gelten die internen Regelungen (SAMW 2004b: Teil II Ziff. 4.1, Teil III Ziff. ad 4.1, SAMW 2004: Teil II Ziff. 5.2, III Ziff. 5).[41]

Die Palliative Care orientiert sich am Patienten als Person mit einer unverlierbaren Würde, an seinen Bedürfnissen und Vorstellungen von einem guten Leben und Sterben. Sie hat ihr Ziel in einer möglichst umfassenden, auf der Beziehung zum Patienten und seinen Angehörigen basierenden Betreuung und Begleitung bis zuletzt. In diesem Sinne ist es moralisch nicht vertretbar, wenn an die Stelle einer multidisziplinären Abklärung und personalintensiven Betreuung eine vergleichbar günstige und einfache, alle Belastungen und komplizierenden Umstände behandelnde, medikamentöse „Bewusstseinsausschaltung" tritt (Murray et al. 2008: 781). Kommt es mit den anerkannten medizinischen Praktiken und einer vertrauensvollen Kommunikation zwischen Patient, Angehörigen und Betreuungsteam zu einer nicht beherrschbaren Situation und führt die palliative Sedierung am Lebensende zu einer Lebensverkürzung oder einer Euthanasie auf Verlangen, dann kann die Sedierung vom Palliative Care Ansatz her als indirekt aktive Sterbehilfe ethisch gerechtfertigt werden. Als aktive direkte Sterbehilfe angewendet, ist sie in der Schweiz strafbar. In den Niederlanden kann es sich um eine legale Euthanasie oder einen LAWER-Fall handeln. Doch müsste angesichts der Grenzsituation in jedem Fall aus medizinethischer Sicht im Sinne der Einzelfallgerechtigkeit auch der Gedanke eines rechtfertigenden Notstandes in die Argumentation einbezogen werden (Kress 2003: 187). Um solchen schwierigen Einzelfallsituationen gerecht zu werden, kann es Sinn machen, von einer zu detaillierten Gesetzesregelung Abstand zu nehmen. Missbrauch kann nicht verhindert werden. Er lässt sich aber eher eindämmen, wenn an einem gesetzlich verankerten Tötungsverbot im Sinne der direkten aktiven Sterbehilfe festgehalten wird. Dies vermittelt eine Stabilisierung des ärztlichen Rollenverständnisses und der medizinischen Institutionen in ihrem Auf-

---

41 Einen Überblick, wie die Regelung zur Suizidbeihilfe in einzelnen Akutspitälern der Schweiz lautet, ist zu finden in: Bioethica Forum (2007) Nr. 54, 14–35.

trag der Linderung und Heilung von Krankheiten in der Gesellschaft. Gleichzeitig lässt es für irreversibel und weit fortgeschritten erkrankte und schwer leidende Menschen die Option offen, mittels einer palliativen Sedierung den ethisch gerechtfertigten Abbruch sinnlos gewordener, dem Wohl des Patienten nicht mehr dienender Behandlungen oder den selbst gewählten Verzicht auf lebensverlängernde Massnahmen erträglich zu machen.

7.3 Palliative Care und seelsorgerliches Engagement

*7.3.1 Die spirituelle Begleitung in der Palliative Care –
eine spezifische Tätigkeit der Seelsorge?*

Das Konzept der Palliative Care bezieht neben der medizinisch-pflegerischen Behandlung von belastenden Symptomen einer unheilbaren Krankheit bewusst die unterstützende Begleitung der Patienten in ihren psychischen, sozialen und spirituellen Nöten und Bedürfnissen ein. Die Palliative Care anerkennt damit die Mehrdimensionalität des Menschen in seinem Dasein als Person. Indem sie interdisziplinär gegenüber dem Menschen in einem umfassenden Sinn offen ist, sowohl in seiner Bedürftigkeit wie auch in seinen Fähigkeiten und Ressourcen, wirkt sie als integratives Modell innerhalb der Medizin. Demzufolge gehört auch die Spiritualität eines Menschen zum Verständnis einer bestmöglichen Lebensqualität.

Spiritualität ist heute, ähnlich wie die Religion, wieder zum Thema geworden (Zulehner 2004). Was hingegen mit Spiritualität konkret gemeint ist, variiert aufgrund des Individualismus, des kulturellen und religiösen Pluralismus in der Gesellschaft je nach persönlicher Gegebenheit und gemeinschaftlicher Verbundenheit wesentlich. Der Begriff der Spiritualität ist vorerst unspezifisch. Um sich der Spiritualität zu nähern, ist von drei Voraussetzungen auszugehen (Weiher 2007: 1181). Erstens ist Spiritualität als Ausdruck von Ganzheitlichkeit und Authentizität in den gesamten Lebensentwurf eines Menschen eingebunden. Das kann reflektiert oder nicht reflektiert geschehen. Indem sie einen innersten Werte- und Beweggrund darstellt, ist sie in den körperlichen, psychischen, intellektuellen und sozialen Lebensäusserungen eines Menschen gegenwärtig und mitbestimmend. Hintergründig beeinflusst sie damit auch moralische Einstellungen und Urteile sowie ethische Entscheidungen. Zweitens bildet die Spiritualität eine wichtige Ressource in der persönlichen Gestaltung des ganzen Lebens. Sie findet sich nicht nur als spirituelle Not oder Krise. Gerade in der Auseinandersetzung und Verarbeitung von Situationen des Leids, angesichts des Sterbens und in der Trauer ist sie als gesunde und hilfreiche Ressource wahrzunehmen. Da durch Krankheit und Sterben eines Patienten seine Angehörigen und das Betreuungsteam existenziell mitbetroffen sind, gilt es drittens, in der spirituellen Begleitung auch diese nicht ausser Acht zu lassen.

Der Begriff ‚Spiritualität' stammt vom lateinischen ‚spiritualis' ab und ist ein christlicher Neologismus. Er entspricht dem biblischen ‚πνευματικος/pneumatikós', dem Geist gemäss, und steht bei Paulus als ein „Fachausdruck für christliche Existenz" (Benke 2004: 31, Sudbrack 2000).[42] Der Begriff wird im deutschen Sprachraum erst ab der zweiten Hälfte des letzten Jahrhunderts verwendet. Bis dahin fanden sich seine Inhalte in den Begriffen Askese, Mystik, Frömmigkeit, Vollkommenheit oder Heiligkeit. Benke unterscheidet zwischen einer romanischen und einer angelsächsischen Traditionslinie. Erstere ist von der katholischen Ordenstheologie geprägt und bezeichnet die Lehre vom religiös-geistlichen Leben und der persönlichen Beziehung zu Gott. Die angelsächsische Linie versteht Spiritualität eher in einem weiteren, von vorgefassten Institutionen und Dogmen unabhängigen Sinne als unmittelbare, persönliche Erfahrung von Transzendenz.

Spiritualität kann mit dem sich darin findenden Wort ‚spiritus' als der Geist, der (Lebens-)Atem oder die Einstellung beschrieben werden, mit der der Mensch auf die Widerfahrnisse des Lebens reagiert und nach einer Antwort sucht (Weiher 2007: 1182). Die Widerfahrnisse des Lebens treffen den Menschen in seinem Dasein als Mensch und lassen ihn auch seine Begrenztheit, seine existenzielle Unsicherheit, bewusst werden. Die Spiritualität drückt das Ringen um eine Antwort auf die existenzielle Betroffenheit aus. Letztlich bedeutet Spiritualität, sich in einem grösseren Zusammenhang aufgehoben zu wissen, wel-

---

42 Vgl. dazu z. B. Röm 6,4; 8,1–17; 1 Kor 2,12–15; 12,1–11.

cher dem Leben im Alltag Sinn gibt. Während Sinn viel mit Identität in seinen verschiedenen Dimensionen, mit Erfahrung und Suche nach den Zusammenhängen, gerade auch in den Lebensbrüchen, zu tun hat, ist für Weiher Spiritualität die „Beziehungsgestaltung zu diesem Sinn" (Weiher 2001: 62), die Art und Weise, wie der Mensch in seiner Lebenswirklichkeit Sinn sucht, erfährt, und wie er seine Antwort auf den Sinn des Lebens bewertet. Darin ist enthalten, worauf er seine Hoffnungen setzt, was ihn freut, auf welche Erfahrungen er vertraut, woran er verzweifelt, wo er sich trostlos und einsam fühlt. Um die Sinnfrage nicht zu überladen, unterscheidet Weiher eine „Alltagsspiritualität", in der es um die alltägliche Lebens- und Sinngestaltung geht, von einer „Glaubensspiritualität", in der sich die Alltagsspiritualität mit einer „heiligen Wirklichkeit" verbindet.

Die Spiritualität als Begriff ist offener und in seiner Bedeutungsbreite umfassender als Religion. Sie steht für geistige und geistliche Erfahrungen und Einstellungen. Die Erfahrungen reichen von einer tiefen Selbstwahrnehmung bis zur Ergriffenheit von etwas Höherem oder Heiligem, verbunden mit dem Erleben, über sich hinausgewachsen und -gehoben zu sein. Religion hingegen stellt zunächst ein von aussen beschreibbares Symbol-, Deute- und Wertesystem einer bestimmten Gemeinschaft dar. Der Spiritualität näher kommt die Religiosität, insofern diese, neben der religiösen Praxis, auch die innere Einstellung, Erfüllung und Verbundenheit eines Menschen mit einer höheren Wirklichkeit zum Ausdruck bringt und eine transzendente Lebensdeutung aufweist (Weiher 2007: 1182–1183).

Die Differenzierung zwischen Spiritualität und Religion ist heute bedeutsam, weil sich viele Menschen nicht mehr einer Religion oder kirchlichen Gemeinschaft zugehörig fühlen oder sich bewusst davon abwenden. Gründe dafür können z.B. die Befürchtung sein, von einer Glaubensrichtung vereinnahmt zu werden, oder schlechte Erfahrungen, die mit Exponenten einer Religionsgemeinschaft gemacht wurden. Trotzdem haben sie einen Glauben, hier auch im weiten Sinne verstanden. Sie bauen sich ihn oft mit Elementen aus verschiedenen Religionen, spirituellen Strömungen und profanen Weltanschauungen („Patchwork-Religiosität") zusammen. In einer für sie stimmigen Weise bringen sie ihn in ihrer Spiritualität zum Ausdruck. Sie wollen berechtigterweise in ihrem Glauben respektiert und wahrgenommen werden. Doch sollen Bedeutung und Wert, welche heute der „neuen" Spiritualität zukommen, nicht dazu führen, der traditionellen Glaubenspraxis in einer Religionsgemeinschaft keinen Raum mehr zu geben oder sie abzuwerten (Weiher 2007: 1183). In diesem Sinne möchte die Palliative Care den kranken Menschen helfen, ihren persönlichen Glauben zu leben, sie in ihrer Suche und Sehnsucht nach dem, was ihnen Sinn und Identität gibt, unterstützen, und sie ist bemüht, wenn religiöse Riten, Gebete und Gespräche mit einem Seelsorger, einer Seelsorgerin gewünscht werden, diese zu ermöglichen und zu vermitteln (palliative ch 2003).

In einer rein naturwissenschaftlich-technisch orientierten Medizin findet *Seelsorge* kaum statt. Die Medizin kann so zwar funktionieren, kommt aber an ihre Grenzen. Der kranke Mensch lässt sich nicht auf anatomische, pathophysiologische und biochemische Phänomene reduzieren. Erst in der Begegnung und Kommunikation mit ihm ist das Wesentliche für ihn und den Verlauf seiner Krankheit zu erfassen. Dabei spielt mit, was umschrieben wird mit der Seele des Menschen. Es kann an dieser Stelle nicht auf den Begriff der Seele und seine reiche Bedeutung eingegangen werden. Auch die Frage, was unter dem weder über ein hebräisches noch griechisches Äquivalent verfügende Wort ‚Seelsorge' zu verstehen ist, lässt sich nicht leicht beantworten.[43] Mit dem Verständnis, dass die Seele dort mitspielt, wo Menschen als einmalige und einzigartige Persönlichkeiten, in ihren Beziehungen und ihrer Lebensgeschichte, sowohl als verletzliche und angewiesene Menschen wie auch in ihrer Entschiedenheit, Verantwortung und Hingabe, ernst genommen werden, können alle helfenden Professionen, aber auch jede Person, die einem anderen Menschen offen, wertschätzend und mitfühlend begegnet, seelsorgerliche Funktionen und Qualitäten wahrnehmen. Die professionelle Seelsorge steht besonders der psychologischen und psychotherapeutischen Begleitung sehr nahe. Zur Klärung der Rollen von Psychotherapie und Seelsorge hält der Psychiater Daniel Hell fest, dass eine Abgrenzung notwendig sei, die Ansätze im medizinischen

---

43   Nauer (2001: 12) plädiert beispielsweise für ein formales Verständnis der Seelsorge, die inhaltlich mit fundierten und zeitgerechten Konzepten näher bestimmt wird, sodass „seelsorgerliches Handeln unter den Rahmenbedingungen (post-)moderner Wirklichkeit zum Indikator einer christlich motivierten zwischenmenschlichen Praxis wird, die sowohl kirchennahen als auch kirchenfernen Menschen die menschenfreundliche Absicht einer ganzheitlichen Sorge im Namen christlicher Kirchen glaub-würdig macht".

Alltag aber komplementär als immanente und transzendente Hilfe zusammenwirkten. „Der Zugang zum Seelischen ist nicht eindimensional". Beide, seelsorgerische Psychotherapeuten und psychotherapeutische Seelsorger, seien sich einig, dass „der Mensch weit mehr als ein störanfälliger Organismus ist [und] es im Menschen einen Personkern oder eine ‚Seele' gibt, die nicht erkranken kann" (Hell 2007: 75). Zu ihr gilt es, Sorge zu tragen.

Wenn von *seelsorgerlichem Engagement* die Rede ist, so kommen mit dem Begriff ‚Engagement' eine gewisse Leidenschaftlichkeit, Spontaneität und persönliches Interesse an einer Sache oder Aufgabe zum Ausdruck. Engagement verbindet sich mit einer bestimmten Weltanschauung und mit Vorstellungen zum Menschsein, zum Leben, zu Sterben und Tod. Ihnen gegenüber fühlt sich der engagierte Mensch innerlich verpflichtet. Engagement hat mit persönlicher Einstellung und einer bestimmten Haltung zu tun. Vom Wortsinn her verbindet es sich zumeist mit einem Einsatz oder einer Tätigkeit, die über das von der professionellen Rolle her geforderte Notwendige hinausgeht. Seelsorge, breit verstanden, üben alle Menschen aus, die sich für einen anderen Menschen in seinem konkreten Dasein interessieren, ihn als Person mit einer unverlierbaren Würde respektieren und ihn auf seinem Lebensweg mit Vertrauen und Zutrauen begleiten. Die enge Verknüpfung der Seelsorge mit der spirituellen Unterstützung, die explizit zum Konzept der Palliative Care gehört, fordert demzufolge alle in der Palliative Care Tätigen, Professionelle und Ehrenamtliche, heraus, dem Menschen in seiner Ganzheit als Person zu begegnen und für die spirituellen Aspekte der Patienten, ihrer Angehörigen und im Betreuungsteam aufmerksam zu sein. In diesem Sinne meint seelsorgliches Engagement über die spezifische Rolle hinaus, für den Menschen in seiner Ganzheit, in seiner Spiritualität, offen zu sein. Die professionellen Seelsorger und Seelsorgerinnen unterscheiden sich darin, dass sie die Funktion hauptberuflich ausführen, zumeist eine bestimmte Religionsgemeinschaft vertreten und, christlich verstanden, bereits mit ihrer Rolle den Bereich der „heiligen Wirklichkeit" repräsentieren oder mitbringen. Sie sind als Personen gleichsam das „Symbol des Letztgültigen, des Göttlichen" (Albisser 2007: 97, Weiher 2001: 33, 71). Dass jedoch die professionelle Seelsorge oder spirituelle Unterstützung nicht nur durch Vertreter einer Religionsgemeinschaft ausgeübt werden, zeigt der Begriff ‚spiritual care givers', wie er in den Niederlanden verwendet wird.

Dort gehören zum Team der Spitalseelsorger und -seelsorgerinnen auch „Humanisten" (European Network of Health Care Chaplaincy 2002: Anm. 1 in der deutschen Version).

Die christliche Spitalseelsorge hat sich, mitverursacht durch die Veränderungen in der Gesellschaft und im Gesundheitswesen, im Laufe des letzten Jahrhunderts zu einer eigenen Disziplin innerhalb der Seelsorge ihrer Glaubensgemeinschaft professionalisiert. Die Professionalisierung zeigt sich in der nach der theologischen Ausbildung geforderten Weiterbildung durch das sogenannte Clinical Pastoral Training (CPT) und der Erarbeitung von Konzepten und Leitbildern (Amrein 2007, Nauer 2001). Darin werden die mitmenschliche Begegnung, das aufmerksame Zuhören, die einfühlende Anteilnahme an Leiden, Freuden und Hoffnungen, sowie die rituelle, in die zwischenmenschliche Beziehung eingebundene Begleitung in Gebeten und Sakramenten als grundlegend für die Seelsorge verstanden. Wichtige Elemente im Konzept des CPT sind erstens das „learning from the living human documents", womit das Lernen der Theologie und Seelsorge von den Patienten und ihren Erfahrungen gemeint ist, zweitens die Persönlichkeit des Seelsorgers, der Seelsorgerin, ihre Selbsterfahrung, Reflexion und Spiritualität, da sie als Personen selbst das „Instrument" der Seelsorge bilden[44], und drittens die interdisziplinäre Zusammenarbeit mit den anderen Professionen im Spital. Die Spitalseelsorger und -seelsorgerinnen verstehen sich als „gleichwertige Mitglieder" des Betreuungsteams (Amrein 2007: 25). Sie erbringen im Gesundheitswesen eine religiös-spirituelle Dienstleistung sowohl für Patienten und Angehörige als auch für Mitarbeitende und das Spital als Institution („spiritual and religious care", Albisser 2007b: 102–103).

Ähnlich wie in der historischen Entwicklung der Palliative Care die Hospizbewegung sowie die Person Cicely Saunders und ihr Werk bedeutend sind, steht auch hinter der modernen Spitalseelsorge und der CPT-Ausbildung eine Seelsorgebewegung. Sie begann in der ersten Hälfte des 20. Jahrhunderts in den USA. Hier leistete der selbst an einer Schizophrenie leidende Klinikpfarrer Anton Boisen Pionier-

---

44 Nach Morgenthaler (2007: 92) sind die Instrumente der Seelsorge „das offene Ohr, das weite Herz, die liebevolle Geste, das Gespür für Heruntergeschlucktes, die Beharrlichkeit der Begleitung auch dort, wo nichts (mehr) zu machen ist, der Glaube an einen Gott, der alles umgreift, was Menschen leidvoll ergreift".

arbeit.[45] Die anfänglich protestantische, sich zunehmend an der Psychologie orientierende Seelsorge entwickelte sich bald zu einer ökumenischen Bewegung, der es konzeptionell und praktisch bewusst um eine Öffnung gegenüber konfessionellen Grenzen ging. Obwohl früher in der Seelsorge die Patienten auch vom Seelsorger, meist einem Pfarrer, besucht wurden, standen die Patienten selbst mit ihrer Krankheit und ihren Sorgen weniger im Zentrum. Die Begegnung war vielmehr von Verkündigung, Gebet und Sakramenten geprägt, die aber durchaus auch Trost spendeten. Allerdings konnte früher noch eher von einem gemeinsamen Verständnis der religiösen Symbolsprache ausgegangen werden.

Ende der sechziger Jahre des letzten Jahrhunderts kam es in der Spitalseelsorge zu einem neuen „Paradigma" (Weiher 2001: 19, Amrein 2007: 24). Dabei spielte Elisabeth Kübler-Ross, eine zweite Pionierin der Hospizbewegung, eine wichtige Rolle. Sie stellte das Autoritätsgefälle in der psychosozialen Begleitung von Sterbenden in Frage und rückte die Sicht der Sterbenden ins Zentrum der Begleitung durch die Professionellen (Kübler-Ross 2001). Dies forderte die Seelsorge heraus, vermehrt, vor allem mit psychologischen und psychotherapeutischen Konzepten, auf die Patienten in ihrer konkreten Lebenssituation einzugehen und zu versuchen, sie zu verstehen. Sie sollten nicht mehr mit einer vorgefassten Theologie, Moral und religiösen Praxis besucht und möglicherweise zugedeckt und damit der Gefahr ausgesetzt werden, als betroffene Menschen im persönlichen Leiden nicht ernst genommen zu werden. Weil die ‚Begleitung', die annähernd zu einem „Zauberwort für die Seelsorge" (Weiher 2001: 19) wurde, allen helfenden Berufen gemeinsam ist, stellte sich die Frage, worin das Proprium der Seelsorge bestehe. Dieses Mehr der Seelsorge beschreibt z. B. Weiher in seinem auf den drei menschlichen Grundfunktionen von Fühlen, Denken und Tun aufbauenden Modell des seelsorgerlichen Drei-Passes begleiten, symbolisieren und begehen (Weiher 2001: 20–79).[46] Sie

---

45 Vgl. dazu die Darstellung des Konzepts des „Pastoral Counseling" in Nauer 2001: 127–137.
46 Erhard Weiher ist Klinikseelsorger, katholischer Theologe und Physiker. Auf evangelischer Seite erstellte Michael Klessmann (1996: 13–27) ein Konzept, welches das „Mehr" der Seelsorge im Zwischenraum ortet, in dem sich die Seelsorge in der Institution Krankenhaus bewegt, z. B. zwischen Kirche und Krankenhaus, dem Verstehen der Seelsorge und dem Erklären der Medizin, oder zwischen Macht und Ohnmacht.

ergeben sich, weil die Beziehung zum Patienten auf ihn als ganze Person gerichtet sein soll. Dazu müssen die Grundfunktionen, mit denen der Mensch auf das, was ihn beschäftigt oder ihm zustösst, reagiert, aus ihrer isolierten Stellung befreit und miteinander in Verbindung gebracht werden. Beim Symbolisieren z. B. kommen das Fühlen und Denken durch die Verbindung von persönlichem Erleben und allgemeinen Lebenskonzepten, die das Menschheitswissen, weisheitliche Traditionen, philosophische und religiöse Konzepte einschliessen, zusammen. Mittels des Drei-Passes, im Sinne einer Endlosschlaufe begangen, wird die Mitte der Person, ihre tiefste Identität und ihr innerstes Geheimnis, umkreist. Insofern darin aus der Sicht des Glaubens und der Religion die Verwiesenheit auf das transzendente Geheimnis aufscheint, bedeutet ‚Mehr als Begleiten' hier den Anschluss an das Heilige zu ermöglichen und die spezifischen spirituellen Ressourcen zu erschliessen. Indem der Drei-Pass sowohl für die einzelnen Fachrichtungen der helfenden Professionen als auch für verschiedene spirituelle Richtungen offen ist, vermag Weiher ihn auch für die Seelsorge unter christlichem Anspruch zu formulieren. Die Repräsentation des Heiligen findet dabei in der Rolle des Hirten (Diakonia), Propheten (Martyria) und Priesters (Leiturgia) statt. Pastoraltheologisch wird die christliche Seelsorge von den Intentionen Liebe geben, Glauben eröffnen und Hoffnung stiften getragen (Weiher 2001: 73).

7.3.2 Tätigkeitsfelder christlicher Seelsorge im Spital und in der Palliative Care

Die einseitig naturwissenschaftlich und technisch dominierte Medizin, welche sich vorwiegend auf die biologischen Phänomene des Menschen konzentriert, ist heute trotz ihrer Erfolge der Kritik ausgesetzt. Sie wird einer ganzheitlichen Sichtweise des Menschen und der Medizin nicht gerecht. Dessen bewusst, setzt sie sich mit dem Ziel einer „Humanisierung" der Medizin vermehrt mit Perspektiven der sozial- und geisteswissenschaftlichen Disziplinen auf die Medizin auseinander.[47] Die Spitalseelsorge vertritt eine theologisch-geisteswissenschaft-

---

47 Für diese Betrachtungsweise steht der Begriff ‚medical humanities'. Vgl. dazu Stulz 2007.

liche Diszplin. Sie steht in direktem Kontakt mit dem Patienten, versucht ihn als Mensch und Person in einer integrativen Sichtweise zu verstehen und im Rahmen eines kommunikativen Beziehungsgeschehens in heilsamer Weise zu stützen und zu begleiten. Unter diesen Aspekten nimmt die Spitalseelsorge eine „Vermittlerrolle" hinsichtlich einer Medizin ein, in der sich naturwissenschaftlich-technologisches Paradigma und geisteswissenschaftliches Paradigma komplementär verbinden. Dies entspricht einer umfassenden Medizin im Sinne der Palliative Care. Gleichzeitig ist es eine Realität, dass die Medizin nicht in jedem Fall auf eine spezifische Seelsorge angewiesen ist, um einen umfassenden und guten Dienst am Menschen zu vollbringen. In der Praxis ist die professionelle Arbeit auf einer Palliativstation in etwa gleichmässig auf die medizinisch-ärztliche und die psychosoziale-spirituelle Betreuung und Begleitung aufgeteilt (Borasio & Volkenandt 2006: 222).

„Christliche Seelsorge betrachtet den Menschen in seinem Verhältnis zu Gott, zu den Mitmenschen, seiner Umwelt und zu sich selber. In dieser Bezogenheit ist dem Menschen Sinn und Würde bedingungslos zugesprochen. Dies im konkreten Fall zum Ausdruck zu bringen, zu wahren und zu fördern, ist der Grundauftrag seelsorgerlicher Tätigkeit."[48] Die Aufgabe des Schutzes der Würde steht auch in den europäischen Standards für Krankenhausseelsorge an erster Stelle. Sie nennen, neben dem Gespräch und der spezifischen Begleitung in der eigenen Glaubenstradition, zusätzlich die Vergegenwärtigung der heilenden, stützenden, leitenden und versöhnenden Kraft des Glaubens, die Respektierung des persönlichen Glaubens, die Achtsamkeit gegenüber spirituellen Bedürfnissen verschiedener religiöser oder kultureller Herkunft und den Schutz der Patienten vor „unerwünschter spiritueller Einflussnahme und vor Bekehrungsversuchen" (European Network of Health Care Chaplaincy 2002: Ziff. 3).

Zu den Tätigkeitsfeldern gehört die Arbeit im multidisziplinären Team, in der Fort- und Weiterbildung, der Forschung, der Qualitätssicherung, in Ethikkommissionen und in der Öffentlichkeitsarbeit. Hier gilt es unter anderem, das Bewusstsein für die Nöte und Bedürfnisse

---

[48] Aus dem Leitbild für Spitalseelsorge der Vereinigungen der katholischen und reformierten Spital- und Heimseelsorge in der Deutschschweiz, 1996, zit. nach Amrein 2007: 25.

von Kranken, Sterbenden, Angehörigen und Trauernden zu fördern, den Blick für eine möglichst ganzheitliche Betreuung zu schärfen, einer Verdrängung des Sterbens, der Grenzen der Medizin und des Machbaren für den Menschen entgegenzuwirken, die Vorstellungen von Gesundheit und Krankheit, gelingendem Leben, Heil und Heilung, Angewiesenheit und Zuwendung zu thematisieren und zur Solidarität aufzurufen. Einen besonderen Bereich der Tätigkeit, der offenbar zunehmend häufiger beansprucht wird, stellt die Begleitung von Mitarbeitenden dar, die sich selbst in schwierigen Lebenssituationen befinden oder in aussergewöhnliche, schwerwiegende Ereignisse innerhalb des Spitals, wie z. B. bei einem Suizid eines Patienten, involviert sind. Hinzu kommen die Rekrutierung, Ausbildung und supervisorische Begleitung von Freiwilligen (Amrein 2007: 26–27).

Mit ihrer theologischen, seelsorgerlichen und ethischen Kompetenz nimmt die Krankenhausseelsorge an Projekten und Diskussionen teil in den Bereichen Theologie und Seelsorge, spirituelle und existenzielle Bedürfnisse und Werte, Ethik und Optimierung der Spitalseelsorge (European Network of Health Care Chaplaincy 2002: Ziff. 4). Empirische Untersuchungen ergaben, dass die Patienten und Patientinnen die Seelsorge als persönlich wichtig einschätzten. Von der Seelsorgerin, dem Seelsorger wird eine „fachliche und emotionale Kompetenz wie auch eine echte, aber diskret zum Ausdruck gebrachte Spiritualität" erwartet (Amrein 2007: 27). Aus betriebswirtschaftlicher Sicht tragen die „Menschlichkeit und Anteilnahme", wie sie von der Seelsorge in den Spitalalltag eingebracht werden, zum guten Image einer Klinik bei (Burri 2007: 59).

Die Seelsorge im Spital ist für alle Menschen da, die sie beanspruchen wollen. Sie respektiert die unterschiedliche Spiritualität und Religiosität der Menschen. Mit ihrem Selbstverständnis und ihrer Offenheit setzt sie sich für eine interkulturelle und -religiöse Beziehungskultur ein. Indem die christliche Seelsorge auch im Auftrag ihrer kirchlichen Gemeinschaft den Dienst im Spital ausübt, leisten die Kirchen einen wichtigen Beitrag für die Gesellschaft. Umgekehrt können die Kirchen davon profitieren, wie die Spitalseelsorge im säkularen Umfeld des Gesundheitswesens eine Form und Sprache gefunden haben, um den Menschen der modernen Gesellschaft in gutem Sinne zu begegnen (Morgenthaler 2007: 93, Klessmann 1996). Zur Aufgabe der Seelsorge gehört es auch, besonders in der Palliative Care, auf Wunsch der Patienten mit den Seelsorgern der Wohnpfarrei Kontakt aufzunehmen. Gerade in der letzten Lebensphase, die die Patienten gerne zu Hause verbringen möchten, sowie bei der Bestattung und in der Begleitung der Trauernden leisten sie und Freiwillige einen wichtigen Dienst.

Zu einer spezifischen Aufgabe der Seelsorge kann der schwierige, viel Einfühlungsvermögen benötigende und oft klärungsbedürftige Umgang mit Schuld und Vergebung gehören. Zudem gilt es immer, wie in jeder Beziehung zwischen Betreuenden und Patienten, eine angemessene Hoffnung zu erhalten oder aufzubauen. Denn der Hoffnung als dem „spirituellen Begleiter medizinischen Handelns" kommt gerade in der Palliative Care ein hoher Stellenwert zu (Müller-Busch & Aulbert 2007: 59–60).

7.3.3 Die Seelsorge in der Palliative Care aus ethischer Sicht

Obwohl eine spirituelle Unterstützung und das seelsorgerliche Engagement im Rahmen der Palliative Care durch jeden Menschen, der dem Kranken und Sterbenden beisteht, wahrgenommen werden kann, soll hier der Fokus auf der christlichen und professionellen Seelsorge liegen. Christliche Spiritualität beinhaltet grundsätzlich eine ethische Dimension. In ihr verbinden sich „Humanität und Heiligkeit". Indem der Mensch als Abbild Gottes verstanden wird, nimmt er an Gottes Heiligkeit Anteil und setzt diese in fragmentarischer Weise gegenwärtig. Dabei verlangt die Heiligkeit Gottes ein gerechtes und barmherziges Handeln, das der „Heiligkeit des Nächsten gerecht wird" (Gabriel 2004: 101–102).

Der Spitalseelsorge kommt eine ethische Kompetenz zu, die angesichts ihrer Beratungstätigkeit eine *„performative* Ethikkompetenz" darstellt (Zimmermann-Acklin 2007: 40). Darin sind die unmittelbaren Erfahrungen in ethisch relevanten Entscheidungssituationen und die pragmatische Vorgehensweise, die auf die Umsetzung moralischer Forderungen achtet, zentral. Sie steht der theoretischen Ethikkompetenz in der Bioethik als einer wissenschaftlichen Disziplin gegenüber (Zimmermann-Acklin 2007: 40–41). Aufgrund ihrer ethischen Kompetenz nimmt die Spitalseelsorge oft Einsitz in den interdisziplinär zusammengesetzten klinischen Ethikkommissionen (Salathé et al. 2003). Zudem wird sie bei ethischen Konsilien oder bei „Runden Tischen" zur

Entscheidungsfindung beigezogen. Dabei bringt die Seelsorge als Mitglied des erweiterten Betreuungsteams ihre Perspektive zur bestmöglichen Unterstützung des Patienten ein (Reiter-Theil 2005).

Der Palliative Care und der christlichen Seelsorge ist der Einsatz für eine jedem Menschen mitgegebene, unverlierbare Würde gemeinsam. Sie gilt es, in der Anerkennung des Anderen als unverwechselbare Person in ihrer Individualität und Vulnerabilität zu respektieren und zu schützen. In die Anerkennung des Anderen als ganze Person ist die Respektierung seiner Autonomie als Ausdruck seines Willens und seiner Lebenshaltung und -führung eingeschlossen (palliative ch 2001b, SAMW 2006: Teil II Ziff. 4, European Network of Health Care Chaplaincy 2002: Ziff. 3, vgl. Abschnitt 4.2). Christliche Seelsorge bedenkt in der Autonomie immer auch den Geschenk- und Beziehungscharakter mit. Der Mensch als Geschöpf Gottes steht in der Liebe Gottes. Sie beruft ihn zu einem befreiten Menschsein und befähigt ihn, die geschenkte Liebe und Freiheit verantwortungsvoll gegenüber sich selbst und anderen weiterzugeben und zu bewahren. Christliche Seelsorge drückt auch das Vertrauen aus, dass sich der Mensch in seiner Autonomie sein Heil nicht selbst schaffen muss und auch nicht kann. In einer von Glaube und Hoffnung getragenen Weise anerkennt christliche Seelsorge die Grenzen des Menschen, hält sie aus, versucht sie zu lindern, löst sie aber nicht mit fertigen Antworten auf oder banalisiert sie mit einfachen Vertröstungen. Die Haltung der Anerkennung der natürlichen Grenzen des Menschen und jener der Medizin teilt sie mit der Palliative Care. Ebenso die Haltung der Empathie und des kontinuierlichen Beistandes und Helfens bis zuletzt, soweit es dem Willen und Bedürfnis des Patienten entspricht, und in der Trauer der Angehörigen bis über den Tod des Patienten hinaus (SAMW 2006: Teil II Ziff. 6/7/9, European Network of Health Care Chaplaincy 2002: Ziff. 3).

Seelsorge besteht im Wesentlichen aus einem vertrauensvollen und umfassenden Kommunikationsgeschehen (Arens 1992). Es kennzeichnet sich durch ein ‚In Beziehung Sein' aus. Dieses ist neben dem Gottesbezug nicht nur auf den Patienten und seine Angehörigen gerichtet, sondern auch auf die Mitglieder des Betreuungsteams. Deshalb gehört eine Haltung, die sich der interdisziplinären Zusammenarbeit zum Wohle des Patienten und seiner Angehörigen verpflichtet weiss, zur Seelsorge in der Palliative Care. Die in der christlichen Sozialethik berücksichtigten Prinzipien der Solidarität und Subsidiarität (vgl. 4.2.5) leiten zu einem Handeln der Seelsorge an, welches auch in der Palliative Care von Bedeutung ist. Es geht einerseits um die Hilfe zur Selbsthilfe als Ermächtigung des Patienten seinen eigenen Lebens- und Glaubensweg bis in den Tod hinein zu gehen. Andererseits ist im Sinne der Solidarität in der Gesellschaft das Postulat wach zu halten, schwerkranken und sterbenden Menschen, die es brauchen, eine möglichst umfassende, qualitätsvolle Betreuung zu ermöglichen. Dazu gehört, das freiwillige Engagement vieler Menschen für ein solidarisches Miteinander in der Not und Angewiesenheit auf Hilfe zu unterstützen (palliative ch 2001b, SAMW 2006: Teil III).

Häufige Fragestellungen und Konfliktfelder der klinischen Ethik, in deren Beurteilung die Spitalseelsorge als Fachdisziplin des erweiterten Betreuungsteams involviert sein kann, betreffen die Themen Therapieabbruch, Indikation zu einer Operation, künstliche Ernährung, Konflikte mit Angehörigen oder Patienten, Zwangsmassnahmen (vor allem in psychiatrischen Einrichtungen und Pflegeheimen), Reanimation und Sterbehilfe, hingegen eher selten die Rationierung (Salathé et al. 2003). Solche Entscheidungssituationen treten oft am Lebensende auf. Sie sind damit unmittelbar mit der Palliative Care verbunden. Von ihrem Konzept her sollten die Verantwortlichen in der Palliative Care und gerade die Seelsorge, die sich, biblisch begründet, in besonderem Masse den Kranken und Armen zuwendet und Menschen auch dort begleitet, wo „nichts mehr gemacht werden kann" (Morgenthaler 2007: 91), ein besonderes Augenmerk auf die noch wenig öffentlich debattierte Rationierung im Gesundheitswesen werfen. So sind insbesondere chronisch und psychisch kranke Menschen sowie Patienten, die auf eine Rehabilitation angewiesen sind, von einer impliziten Rationierung betroffen. Zusätzlich leidet die Behandlungs- und Betreuungsqualität, weil an Personalkosten im Pflegebereich gespart wird (Santos-Eggimann 2005, Schubert et al. 2005, Amrein 2007). Während sich die Bioethik vorwiegend mit den „grossen" Themen und besonders schwierigen ethischen Dilemmasituationen befasst, stehen daneben die „kleinen" Fragen und Entscheidungssituationen des medizinischen Alltags in der Auseinandersetzung mit menschlichen Grenzen, mit Leiden, Sterben und Tod. Weitere Themen dieser Alltagsethik betreffen die Klärung und den Zugang zu den individuellen Motiven, Einstellungen und Überzeugungen der Professionellen, der Patienten und ihrer Angehörigen, der Umgang mit dem Fragmentarischen des Lebens, mit Scheitern und

Spannungen, z. B. zwischen dem medizinischen Heilungsauftrag und der Tatsache, dass eine solche nicht mehr möglich ist, und der Gestaltung der Beziehungen. Es gilt insbesondere, die Ressource zum Leben *mit* der Krankheit, *mit* den Begrenzungen und letztlich dem Sterben freizumachen und zu stärken, weil darin auch ein Hoffnungspotenzial liegt (Weiher 2001: 128–129).

Aus der Perspektive für die spirituelle Dimension des Menschen und der Wahrnehmung der Betroffenen in ihrer konkreten Situation kann die Seelsorge mit ihrer Kontext- und performativen Ethikkompetenz sowohl bei den „kleinen" wie „grossen" Themen der medizinethischen Auseinandersetzungen einen wichtigen Beitrag leisten. Zu einseitig abstrakte und problemfokussierte Sichtweisen, wie sie in der theoretischen Bioethik vorkommen können, lassen sich aufbrechen und Lösungen finden, die dem einzelnen Menschen eher gerecht werden (Zimmermann-Acklin 2007: 52, Schneider-Harpprecht 2006, Knellwolf & Rüegger 2004). Glaube und Religion bieten Menschen, Behandelnden und Betroffenen, eine wichtige Hilfe im Umgang mit Krankheit, Verlust, Sterben und Tod. Sie können auch die ethischen Entscheidungen des Betreuungsteams beeinflussen. Für Patienten bedeutet es oft einen Gewinn an Lebensqualität, wenn diese Entscheidungen im Einklang mit ihren persönlichen religiösen oder philosophischen Überzeugungen und kulturellen Traditionen stehen. Hier kann die Seelsorge eine wichtige Vermittlungsfunktion übernehmen (Jonsen et al. 2006: 70–71 und 216, Müller-Busch & Aulbert 2007: 60).

Die vier mittleren medizinethischen Prinzipien sind auch für die seelsorgerliche Tätigkeit relevant. Von ihrer alltäglichen praktischen Bedeutung her sollen an dieser Stelle kurz die Fürsorge und Autonomie erwähnt werden. Die Fürsorge oder die „Sorge um das Wohl des ganzen Menschen" (Morgenthaler 2007: 92) gehört zum Kernauftrag der Spitalseelsorge. Sie nimmt diese angesichts ihrer „Instrumentenlosigkeit" durch menschliche Zuwendung und verlässliche Anteilnahme im Leid wahr. Auch ihnen kommt eine „heilende Bedeutung" (Morgenthaler 2007: 92) zu. Indem die Zuwendung, die grundsätzlich alle helfenden Berufe in der Medizin und die Freiwilligen in der Begleitung Kranker ausüben, in der Seelsorge im Vordergrund steht, erinnert sie an diese gemeinsame Grundlage der interdisziplinären Betreuung. Als christliche Seelsorge ist die Zuwendung und Anteilnahme getragen von einem Glauben an Gott, der letztlich alles Leid aufheben und das individuelle und gemeinschaftliche Leben zur Vollendung führen will. Dass die göttliche Zuwendung auch durch Menschen in fragmentarischer Weise erfahrbar werden kann, ist bibeltheologisch ein Ausdruck der Gottesliebe und des Nächstenliebegebotes. Im Sinne der universalen Ausrichtung der Gottesliebe wendet sich die christlich motivierte seelsorgerliche Zuwendung an jeden Menschen, der sie benötigt. Für den Seelsorger gilt aber, dass er die persönlichen Glaubens- und Lebensüberzeugungen des Kranken, und damit auch seine Autonomie bezüglich der spirituellen Unterstützung, respektiert. Er darf ihn nicht bekehren wollen. Dies würde der Religions- und Glaubensfreiheit widersprechen. Zudem hat er auch, wenn Dritte nicht einen Schaden davon erleiden, Entscheidungen zu akzeptieren, die mit den moralischen und ethischen Überzeugungen der eigenen Religionsgemeinschaft nicht übereinstimmen, wie dies z.B. bei der Ablehnung lebenserhaltender Massnahmen oder im Zusammenhang mit einem Wunsch nach einer Beihilfe zum Suizid vorkommen kann. Erforderlich ist hier eine offene und ehrliche Kommunikation, in der auch der Seelsorger seine Einstellung und Überlegungen sowie die Sichtweise seiner Religionsgemeinschaft als Alternative einbringen kann. Dabei zählen in der christlichen Seelsorge wie auch in der Palliative Care das Warten Können auf den Tod und die Annahme beziehungsweise das Zulassen des, immer auch bedingten, natürlichen Sterbens und Todes zu den zentralen Werten (vgl. Abschnitte 2.2, 2.3, 5.3). Obwohl Warten Können und Annahme mit Passivität verbunden sind, sind sie nicht einfach ein Nicht-Handeln. Abschiednehmen und Sterben sind, sofern dazu Zeit bleibt oder eingeräumt wird, vielmehr ein aktives Tun im Sinne eines Prozesses des Loslassens, des Annehmens der menschlichen Begrenzungen und des Sich Hineingebens in ein Grösseres. Christlich ist damit ein Hineinsterben in Gott, in seine unendliche Liebe und Barmherzigkeit gemeint (Halter 1994: 17). Diesen Weg ist Jesus gegangen und der Mensch ist durch die Taufe mit Jesus Christus symbolisch bereits vorweg mitgestorben und mitauferweckt worden (vgl. Röm 6; Gal 2,19–20). Darin liegt die Hoffnung auf die letztliche Erfüllung des unvollendeten Lebens und die Gewissheit des Gehaltenseins in Gottes Hand auch im menschlich unbehebbaren Leid begründet. Warten Können auf den Tod und Annehmen des Sterbens drücken eine bewusste Einstellung zum Leben aus. Krankheit, Leiden, Hilfsbedürftigkeit, Schwäche und Abbau der Leistungsfähigkeit, Abschiednehmen, Sterben und Tod gehören zum Leben. Das

Leiden und die Trauer können, ja sollen auch gelindert werden, und der Tod kann eine Erlösung darstellen, weshalb eine Lebensverlängerung sinnlos werden kann. Trotzdem bleiben Leiden und Trauer bestehen. Je besser es dem Menschen gelingt, diese negativen Seiten des Lebens ins ganze Leben zu integrieren und dabei jene Seiten nicht zu vergessen, in denen ihm Freude und glückliche Momente widerfuhren, sich neue Wege eröffneten, Wünsche erfüllten oder Probleme sich lösten, desto eher kann auch diese letzte und schwierige Lebensphase noch als sinnstiftende Lebensaufgabe und -chance wahrgenommen werden (Halter 1994: 29–30). Darin kommen in gewisser Weise ebenso eine Selbstbestimmung des Menschen, seine Freiheit und Verantwortlichkeit, wie auch seine individuelle Unverfügbarkeit und letztlich auch seine unverlierbare Würde zum Ausdruck.

8. Palliative Care in der Schweiz

8.1 Einleitende Bemerkungen

Nicht zuletzt im Zusammenhang mit der Debatte um die Sterbehilfe, die Beihilfe zum Suizid und die Sterbehilfeorganisationen wurde die Palliative Care zu einem öffentlich diskutierten Thema.[49] Eine vom Parlament überwiesene Motion beauftragte den Bundesrat, Vorschläge für die gesetzliche Regelung der Sterbehilfe und Massnahmen zur Förderung von Palliative Care zu formulieren. Der Bericht des Eidgenössischen Justiz- und Polizeidepartements (EJPD) vom 24. April 2006 hält die Bedeutung der Betreuung von Menschen am Lebensende, der damit zusammenhängenden Entscheidungen und der Palliative Care fest. Für den Staat gilt es, mit seinen Regelungen den Menschen, beziehungsweise das „höchste Rechtsgut, das menschliche Leben" zu schützen und das „unserer Rechtsordnung zugrunde liegende [...] absolute Tötungsverbot" zu beachten (EJPD 2006: 2).

Der Bericht stellt fest, dass ein quantitativ und qualitativ zunehmend verbessertes Angebot im Bereich der Palliative Care in der Schweiz besteht. Doch das Angebot ist ungenügend. Es liegen grosse kantonale und geografische Unterschiede vor.[50] Zumeist werden Pa-

---

49 Vgl. z. B. Löliger, Markus, „Sterbende haben eigene Sprache". Der Schrei nach dem Sterbehilfe-Gift kann auch ein Hilferuf sein, in: Tagblatt. Ausgabe für den Kanton Thurgau, vom 12.01.2008, 16. Vorgestellt wird Monika Renz und ihre Arbeit und Erfahrungen als Leiterin der Psychoonkologie und Musik-Psychotherapie am Kantonsspital St. Gallen.

50 Der Bericht bezieht sich auf die im Auftrag von palliative ch und der Schweizerischen Krebsliga durchgeführte Studie von Raemy-Bass, Catherine, Lugon, Jean-Pierre, Eggimann, Jean-Claude, Palliative Care in der Schweiz. Bestandesaufnahme, beinhaltet eine Darstellung von spezialisierten Einrichtungen, 1999–2000. Dabei ist von ca. 20 Betten/1 Mio. Einwohner auszugehen. International wird mit 50 Betten/1 Mio. Einwohner gerechnet. Damals wiesen 12 von 26 Kantonen Palliative Care Einrichtungen auf, wobei die Palliative Care in den lateinischen Kantonen Tessin, Genf und Waadt gesundheitspolitisch verhältnismässig besser etabliert war. Vgl. dazu auch Gronemeyer et al. 2004: 31–32.

tienten mit einer Krebs- oder AIDS-Erkrankung im Rahmen der Palliative Care betreut, hingegen wenig Menschen, gerade auch ältere, mit anderen schweren und chronischen Leiden. Angesichts der demografischen Veränderungen mit einem grösseren Bevölkerungsanteil an älteren Menschen ist demzufolge in nächster Zeit mit einem steigenden Bedarf zu rechnen (EJPD 2006: 27). In Bezug auf die Finanzierung wird die Palliative Care zwar nicht explizit im Krankenversicherungsgesetz (KVG) genannt, doch nach geltendem Recht bestehe keine Diskriminierung bei der Übernahme von Kosten, die durch Leistungen in der Palliative Care entständen. Jedoch gebe es keine tarifarischen Anreize zum Ausbau der Versorgung (EJPD 2006: 28).

Massnahmen zur notwendigen Förderung der Palliative Care kann der Bund im Bereich der Forschung, in der Aus- und Weiterbildung der universitären Medizinalberufe, der Gesundheitsberufe auf Fachhochschulstufe und der nicht-universitären Gesundheitsberufe sowie bei der Pflegefinanzierung treffen (EJPD 2006: 29–30).[51] Aufgrund ihres Versorgungsauftrages für den stationären Bereich sowie im Rahmen der Zusammenarbeit mit ambulanten Leistungserbringern steht es in der Kompetenz der Kantone, den Bedarf und notwendigen Ausbau der Angebote an Palliative Care voranzutreiben, die Information und Beratung für die Betroffenen und in der Grundversorgung tätigen Fachkräfte zu verbessern und mögliche Massnahmen in der Finanzierung der Palliative Care zu treffen (EJPD 2006: 31–32). Der Bericht kommt zum Schluss, dass die Palliative Care bei „fachgerechter Anwendung sowohl ein Leben als auch ein Sterben in Würde" ermöglicht. Dabei könn-

---

51 Vgl. dazu auch EJPD 2007, elektronisch veröffentlicht in: www.ejpd.admin.ch. Hier werden die bereits getroffenen und geplanten Massnahmen festgehalten. So wurde unter anderen die Palliative Care im neuen Medizinalberufegesetz (MedBG) vom 23. Juni 2006 verankert (vgl. besonders die Artikel 6 und 17). Der erste Lehrstuhl für Palliative Care in der Schweiz, an die Universitäten Lausanne und Genf angeschlossen, wurde 2006 besetzt, vgl. dazu Meier, Michael, Palliativpflege – viel gerühmt, kaum gefördert, in: Tages-Anzeiger vom 09.03. 2008, online-Ausgabe; EJPD 2006: 31. An der Fachhochschule St. Gallen wird in enger Kooperation mit dem Palliativzentrum am Kantonsspital St. Gallen ab 2008 ein multiprofessioneller Weiterbildungsmasterstudiengang in Palliative Care (MAS) angeboten, vgl. dazu Homepage Fachhochschule St. Gallen, www.fhsg.ch; Löliger 2007b. Die Fachhochschule FHS bietet die erste spezialisierte Weiterbildung in diesem Pflegebereich an, in: Tagblatt. Ausgabe für den Kanton Thurgau, vom 06.12.2007, 11; EJPD 2006: 28.

ten eine breitere Information und ein flächendeckendes Angebot „dazu beitragen, dass der Wunsch nach begleitetem Suizid oder aktiver Sterbehilfe in allen Situationen zurücktritt" (EJPD 2006: 32). Letzteres ist wohl etwas zu hoch gegriffen, da auch eine optimale Palliative Care dies nicht in jedem Fall zu leisten vermag (SAMW 2006: Teil II Ziff. 3).

Auch die Kirchen setzen sich gerade als Alternative zur Sterbehilfe und Suizidbeihilfe für die Förderung der Palliative Care ein (SEK 2007, SBK 2002). Ebenso ist im Allgemeinen das öffentliche Interesse gross, wie z.B. die in Schweizer Städten durchgeführte Ausstellung „Lebensqualität bis zuletzt!" (Schmid-Gugler 2008) oder die diversen Pressemitteilungen bei der Eröffnung einer Palliativstation, einer Hospizwohnung oder der Gründung eines Hospizvereins zeigen (Löliger 2006, Hochuli 2007, Sinzig 2007). Doch stets bedarf es der Initiative Einzelner, bis sich in struktureller Hinsicht etwas verändert. So wurde im Kanton Thurgau, weil die Verankerung der Palliative Care in der Revision des Gesundheitsgesetzes immer weiter abgeschwächt wurde, im Februar 2008 eine Volksinitiative lanciert, die das Anrecht auf eine angemessene Palliative Care in den Spitälern des Kantons festschreiben möchte (Schoch 2008).

Obwohl die Idee und das Konzept der Palliative Care in der Gesellschaft auf eine breite Zustimmung stösst, lässt sie sich offenbar nicht so leicht implementieren. Heute würden „höchstens 5 Prozent" der am Lebensende betreuten Patienten eine optimale Palliative Care erhalten. Die Gründe dafür lägen einerseits darin, dass in der Politik und Ärzteschaft viele behaupteten, Palliative Care würde mit einer Schmerzlinderung durch Morphiumgaben bereits angewendet. Andererseits sei die Palliative Care in der letzten Lebensphase angesichts ihres geringen Technologiebedarfs in wirtschaftlich-kommerzieller Hinsicht uninteressant.[52] Um die palliative Versorgung und die Qualität der Betreuung von unheilbar kranken und sterbenden Menschen an allen Orten sicherzustellen, lancierte die Schweizerische Gesellschaft für Palliative Medizin, Pflege und Begleitung eine landesweite Koalition mit dem Titel „Swiss end of life care". Darin sollen alle Interessenverbände, von den Fach- und Patientenorganisationen, über die Kirchen bis zu den Bundesämtern und den politischen Akteuren in den verschiedenen Räten an

---

52 Meier 2008. Meier bezieht sich auf Roland Kunz, Co-Präsident von palliative ch und Chefarzt Geriatrie am Bezirksspital Affoltern.

einen Tisch gebracht werden, um sich für die Implementierung der Palliative Care einzusetzen (Vögeli 2007). Im Oktober 2009 wurde dann eine Nationale Strategie Palliative Care 2010–2012 durch Bund und Kantone verabschiedet.

Heute sind das Lebensende und die entsprechende Betreuung in unserer Gesellschaft von einer Institutionalisierung und Medikalisierung geprägt. Zwar möchten die meisten Menschen zu Hause und im Beisein ihnen vertrauter Personen sterben, doch in den meisten europäischen Ländern sterben bis zu 80% der Menschen in Institutionen (Gronemeyer et al. 2004: 24–25). Diese spannungsvolle Situation sowie die Begleitung und Betreuung fordern das Personal und die Angehörigen heraus, gerade auch in mitmenschlich-sozialer und emotionaler Hinsicht. Personalknappheit, insbesondere im Pflegebereich, und der wachsende ökonomische Druck auf die Gesundheitsversorgung können sich zusätzlich für alle Beteiligten belastend auswirken. Bei Patienten mit fortgeschrittenen, unheilbaren Krankheiten und pflegebedürftigen Menschen kann das Gefühl aufkommen, Angehörigen und der Gesellschaft zur Last zu fallen (Pleschberger 2005). Ein anderer Aspekt ist, dass die Einbindung der Palliative Care in eine flächendeckende medizinische Grundversorgung und eine geregelte Finanzierung der Forderung unterliegt, bestimmte Behandlungs- und Qualitätsstandards einzuhalten. Dies alles kann die Gefahr in sich bergen, dass das Sterben und die Betreuung am Lebensende zusätzlich sowohl eine kulturelle, möglicherweise sogar spirituelle Gleichschaltung als auch eine Ökonomisierung erfahren (Gronemeyer et al. 2004, Heimerl et al. 2007). Neben der Möglichkeit, zu Hause oder am gewünschten Ort sterben zu können, und der Linderung körperlicher Symptome stellen folgende Kernpunkte die hauptsächlichen Bedürfnisse Schwerkranker und sterbender Menschen dar: die bestmögliche Selbstbestimmung und Selbstständigkeit; das Gefühl der Sicherheit und Geborgenheit; eine offene und verständnisvolle Kommunikation sowie die bedarfsorientierte Unterstützung, z.B. der Familie, beim Ordnen von finanziellen Sorgen, von Beziehungen, bei Entscheidungen oder in der psychischen und spirituellen Auseinandersetzung mit der Lebenssituation oder -geschichte (Eychmüller 2005, Jonen-Thielemann 2007).

Grundzüge für eine Implementierung der Palliative Care bilden die bestmögliche Integration in bestehende Strukturen, die stabilisierende Vernetzung der verschiedenen Disziplinen, Dienstleistungen –

inklusive die freiwilligen – und Institutionen, die Verbesserung der Kommunikation und der Expertise sowie der Aufbau einer bedarfsgerechten spezialisierten Palliative Care für die komplexeren Situationen. In der Palliative Care geht es immer auch um eine bestimmte Haltung gegenüber den Menschen, die sich in einer palliativen Situation befinden, und jenen, die sie betreuen. Neben der fachlichen ist deshalb eine hohe persönliche und soziale Kompetenz gefragt (Heimerl et al. 2007, Schindler 2007).

Die Implementierung der Palliative Care ist ein Prozess. Derzeit befindet sie sich in der Schweiz noch im Aufbau. Im Folgenden sollen zwei Beispiele auf verschiedenen Umsetzungsebenen herausgegriffen und vorgestellt werden.

8.2 Palliative Care als kantonales Konzept – das Beispiel Kanton Zürich

Die Gesundheitsdirektion des Kantons Zürich liess angesichts der Verankerung der Palliative Care im neuen Gesundheitsgesetz und der Initiative „Rettet das Lighthouse" von einer interdisziplinären Projektgruppe ein Konzept zur angemessenen palliativen Betreuung von Patienten in der stationären Akutsomatik erarbeiten. Dies entspricht der nationalen Strategie, wie sie das Freiburger Manifest für die Entwicklung der Palliative Care formulierte (palliativ ch 2001). Im März 2006 wurde das Konzept in seiner definitiven Fassung gutgeheissen.[53] Als Rahmenbedingungen gelten, dass die Leistungen der Palliative Care nur dann stationär erbracht werden, wenn die ambulanten Möglichkeiten ausgeschöpft sind, die in der stationären Versorgung vorhandenen Kompetenzen genutzt und bei Bedarf zusätzliche Angebote geschaffen werden. Das Ziel liegt in einer flächendeckenden Versorgung auf allen Ebenen und in allen Bereichen der Gesundheitsversorgung mit einer angemessenen und kompetenten Palliative Care. Die Leistungserbringung erfolgt angebotsgesteuert, weil eine nachfrageorientierte Bedarfs-

---

53 Die nachfolgenden Abschnitte beruhen auf: Gesundheitsdirektion Kanton Zürich, Konzept Palliative Care in der stationären Akutsomatik, Zürich 2006.

planung aufgrund der schwierigen Abgrenzung des Patientenkollektivs für eine ausschliesslich stationäre Palliative Care schwierig sei. Trotzdem werde keine Unterversorgung resultieren, weil die Palliative Care zum Grundauftrag jedes Akutspitals im Kanton gehören soll. Die Bedeutung des Schnittstellenmanagements für die stationäre Versorgung angesichts der damit verbundenen möglichen Verkürzung oder Vermeidung von Hospitalisationen wird betont. Die Institutionen der Langzeitpflege werden im Konzept nicht berücksichtigt, da sie organisatorisch in der Verantwortung der Gemeinden liegen.

Die Palliative Care soll frühzeitig eingesetzt werden, um die Selbstständigkeit der Patienten möglichst lange zu erhalten. Da ambulante und stationäre Versorgung miteinander verknüpft sind, müsse ein Wechsel jederzeit und möglichst unbürokratisch erfolgen. Zum akutstationären Bereich gehören auch einzelne Kompetenzzentren für Palliative Care. Ihnen fallen aufgrund ihrer besonderen Fachkompetenz Aufgaben bei der interdisziplinären stationären Betreuung von Patienten mit komplexer Symptomatik, bei palliativen Notfällen, in der Beratung und Unterstützung von stationären und ambulanten Leistungserbringern sowie in der Lehre, Forschung und Entwicklung von Behandlungs- und Qualitätsstandards zu.

Die Erhebung des Ist-Zustands ergab, dass aufgrund einer Eigendeklaration bereits in allen Spitälern Palliative Care praktiziert werde. Speziell ausgewiesene Palliativeinrichtungen existieren an zwei Spitälern. Ambulant werden die Patientinnen und Patienten von den Hausärztinnen, der Spitex oder Onko- beziehungsweise Kinder-Spitex betreut. Als mangelhaft wird insbesondere die strukturierte und koordinierte Zusammenarbeit der ambulanten und stationären Versorgungseinrichtungen je untereinander und miteinander beurteilt. Dadurch komme es zu unnötigen Abklärungen und Hospitalisationen.

Als Grundlage für den anzustrebenden Soll-Zustand gelten der Grundsatz „ambulant vor stationär" und die Bedürfnisse der Patienten in palliativen Situationen. Bei der Umsetzung der Palliative Care als Grundauftrag werden vom betreuenden Personal eine entsprechende Haltung, ein spezifisches Verständnis gegenüber den Betroffenen und, bei der Entlassung der Patienten aus der Klinik, eine offene, vorausschauende Information der Nachbetreuenden vorausgesetzt. Bei den Massnahmen werden die Symptomtherapie sowie die psychologische und psychosoziale Betreuung, nicht aber die spirituelle, erwähnt. Das spitalinterne Team besteht aus Ärzten und Pflegenden mit entsprechender Ausbildung. Die für eine angemessene Palliative Care als notwendig erachtete Fachkompetenz beinhaltet auch ethische Aspekte. Den Patienten sollen in der Regel Einerzimmer mit einer wohnlichen Atmosphäre zur Verfügung stehen. Um ein adäquates Schnittstellenmanagement zwischen stationärer und ambulanter Versorgung zu gewährleisten, sind die Möglichkeiten und Anforderungen der ambulanten Leistungsanbieter abzuklären und zu berücksichtigen. Auch die professionellen ambulanten Versorger sollen über Grundkenntnisse in Palliative Care verfügen. Als Unterstützung sollen ihnen zusätzlich verschiedene Angebote dienen. Hier seien besonders erwähnt: Ärztliche und pflegerische Hotline, designierte Fachkräfte, Guidelines, elektronische Plattformen für die Patientendokumentationen und Berichterstattungen, auf Abruf rasch verfügbare Pflegende und Freiwillige und der einfache Zugang zu spezifischer medizinischer Ausrüstung. Die Koordination der Abläufe und die Vernetzung der verschiedenen Akteure dienen einer verbesserten Information und kontinuierlicheren Verfügbarkeit palliativer Betreuung. Die Aus- und Weiterbildung soll auch dem Personal in den Langzeiteinrichtungen angeboten werden.

Es wird festgehalten, dass zwar die meisten Spitäler angeben, bereits eine Form von Palliative Care zu praktizieren, doch fehle ein Minimalansatz für Ausbildung und Betreuungsstandards und das Angebot für Patienten mit speziellen Bedürfnissen sei ungenügend. Um allen Patienten einen Zugang zur stationären palliativen Betreuung zu gewährleisten, erhalten alle staatlichen und staatsbeitragsberechtigten Spitäler einen Leistungsauftrag für Palliative Care im Sinne einer Grundversorgung (seit 2007). Sieben Institutionen, wobei bisheriges Wissen und Erfahrung in Palliative Care berücksichtigt werden, sollen als Kompetenzzentren beauftragt werden. In der ambulanten Versorgung sind spezialisierte fachliche Unterstützungen, eine verbesserte organisatorische Einbindung und finanzielle Absicherung notwendig. Massnahmen dazu sind unter anderen der Aufbau eines Netzwerkes beziehungsweise die Stärkung und Professionalisierung bestehender Strukturen, die Bereitstellung von Konsiliardiensten und Angebote zur Aus- und Weiterbildung. Im stationären wie auch ambulanten Bereich ist bei Ärzten und Pflegenden die Fachkompetenz in Palliative Care lückenhaft. Deshalb sollen zur Unterstützung der Kompetenzzentren spezialisierte mobile Beratungsteams eingesetzt werden.

Für den Aufbau eines flächendeckenden Angebotes für Palliative Care ist mit einem Finanzierungsmehraufwand bei der Aus- und Weiterbildung sowie in personeller Hinsicht angesichts der mobilen Palliative Care Teams zu rechnen. Zur Koordination zwischen der ambulanten und stationären Betreuung sind finanzielle Beiträge zum Aufbau und allenfalls an die operativen Kosten einer Palliative Care Hotline vorgesehen.[54] Da die palliative Betreuung personalintensiv ist, wird im stationären Bereich mit leicht höheren Personalkosten gerechnet. Die stationären Leistungen werden durch die Versicherer gemäss dem Leistungsauftrag abgegolten. Angesichts des in palliativen Situationen häufigen Wechsels zwischen stationärer und ambulanter Betreuung ist zu prüfen, ob ein einheitlicher Mischtarif, der ganze Behandlungsketten einschliesst, sinnvoll ist. Im ambulanten Bereich sind die spezialisierten palliativen Leistungen der Spitex nicht kostendeckend vergütet. Hier bestände die Möglichkeit, mit den Kostenträgern Verträge auszuhandeln. Dabei wird der Nachweis medizinisch notwendiger Leistungen vorausgesetzt.

8.3 Palliative Care in der praktischen Umsetzung – das Beispiel Kanton St. Gallen

Als Beispiel für die Umsetzung der Palliative Care im stationären und ambulanten Bereich wird die Situation im Kanton St. Gallen beschrieben.[55]

---

54 Seit 2008 ist für den ganzen Kanton jederzeit eine Palliative Care Helpline in Betrieb. Ebenfalls startete im Auftrag der kantonalen Gesundheitsdirektion das zweijährige Pilotprojekt Mobiles Palliative Care Team in der Spitalregion Winterthur. Vgl. dazu Homepage Palliative Care Netzwerk ZH/SH, www.pallnetz.ch.
55 Im Herbst 2007 hiess der Kantonsrat ein Postulat gut, das die Regierung beauftragt, ein Gesamtkonzept „Palliative Care im Kanton St. Gallen" zu erstellen. Insbesondere geht es um die Koordination der bestehenden Angebote, die Finanzierung und das Aufzeigen von Lösungsvarianten bei Defiziten, vgl. dazu Löliger 2007.

8.3.1 Der stationäre Versorgungsbereich

Als eines der ersten Zentren in der Schweiz wurde im Kantonsspital St. Gallen 1991 eine Palliativstation im Fachbereich Onkologie eröffnet. Seit 2006 ist die Bettenstation zu einem eigenen interdisziplinären Bereich, dem Palliativzentrum, geworden und steht unter einer ärztlichen Leitung.[56] Die stationären Angebote des Palliativzentrums am Kantonsspital St. Gallen umfassen neben der Station mit dem Schwerpunkt Palliative Care von onkologischen Leiden eine weitere Bettenstation in einem dem Kantonsspital angegliederten Spital, welche sich vor allem der Behandlung von nicht-onkologischen Leiden sowie chronischen Schmerzen widmet. Zudem gibt es für alle Dienste des Kantonsspitals einen interdisziplinären Konsiliar- und Liaisondienst „Palliative Care und chronische Schmerzen" mit einem 24-Stunden Hintergrunddienst und der Verbindung zum spitalexternen palliativen Brückendienst. Der Konsiliardienst bietet auch die Edukation von Teams in der Praxis, Weiterbildungen, die Unterstützung bei der Durchführung von „Runden Tischen" zur Entscheidungsfindung und die Vermittlung von Hilfsangeboten für Angehörige in der Trauerphase an.

Die Stationen verfügen über Ein- und Zweibettzimmer mit einem wohnlichen Ambiente. Es ist möglich, dass Angehörige übernachten können. Stirbt eine Patientin, so werden dem Abschiednehmen und der Trauer Zeit und Raum gegeben. Das Sterben wird bewusst nicht aus dem Klinikalltag verdrängt. Die Betreuung erfolgt durch ein interdisziplinäres Team, bestehend aus der Pflege, dem ärztlichen Dienst, der Physiotherapie, Seelsorge, Psychologie, Ernährungsberatung und dem Sozialdienst. Die Teammitglieder weisen teilweise eine spezialisierte Weiter- und Fortbildung in Palliative Care auf. Die Betreuung richtet sich an den Konzepten und Standards von palliative ch, der Schweizerischen Gesellschaft für Palliative Medizin, Pflege und Begleitung, aus.

Die Mitarbeitenden des Palliativzentrums sind sowohl in der Aus-, Fort- und Weiterbildung wie auch in Forschungsprojekten beteiligt. Sie engagieren sich teilweise in der Öffentlichkeitsarbeit und tragen sowohl zur Verbreitung des Wissens über Palliative Care als

---

56 Vgl. dazu und im Folgenden Homepage Palliativzentrum St. Gallen, www.palliativ-sg.ch. Zum Zentrum und seinen Angeboten gibt es diverse Informationsbroschüren.

auch zur Vernetzung der Strukturen und Angebote bei. Das Palliativzentrum ist Netzwerkpartner des Palliativnetzes Ostschweiz.[57]

Dem Palliativzentrum ist es ein Anliegen, eine qualitativ hochstehende Palliative Care an allen Standorten anzubieten und zu unterstützen. So wurde in der Zusammenarbeit mit der Stiftung SanaCert suisse und dem Liverpool Care Pathway sowie auf der Grundlage der Richtlinien und Empfehlungen der Schweizerischen Akademie der Medizinischen Wissenschaften (SAMW) zur Palliative Care (2006) das Projekt „Palliative Betreuung am Lebensende" ausgearbeitet. Es ist Teil der Spitalzertifizierung auf der Basis des „Standard 25: Palliative Betreuung" der Stiftung SanaCert. Das Projekt will die Entscheidungsfindung am Lebensende erleichtern, die Kommunikation und Kooperation verbessern und den Mitarbeitenden Instrumente und Vorgehensweisen zur Verfügung stellen, um dem „Sterben und Tod einen würdigen, bewussten Raum und eine besondere Aufmerksamkeit zu ermöglichen" (Kantonsspital St. Gallen 2006: 2). Das im deutschsprachigen Raum einmalige Projekt (Pilotphase von Januar bis Mai 2006) wird als Konzept im Kantonsspital auf allen Abteilungen umgesetzt (Grossenbacher-Gschwend & Eychmüller 2007).

Eine weitere stationäre Einrichtung für Palliative Care befindet sich im Spital Walenstadt. Das Bürgerspital St. Gallen mit den Institutionen Geriatrisches Kompetenzzentrum, Pflege- und Altersheim orientiert sich ebenfalls am Konzept der Palliative Care. Dazu kommt ein weiteres Pflegeheim mit einer ausgewiesenen Palliative Care Betreuung. Hingegen gibt es im Kanton keine Hospize.[58]

8.3.2 Der ambulante Versorgungsbereich

Das Palliativzentrum am Kantonsspital St. Gallen bietet auch ambulante Sprechstunden an. Das Schmerz-Ambulatorium wird als interdisziplinäre Schmerzsprechstunde geführt. Es schliesst ein therapeutisch-

---

57   Vgl. Homepage Palliativnetz Ostschweiz, www.palliativnetz-ostschweiz.ch.
58   Vgl. die Liste der Netzwerkpartner des Palliativnetz Ostschweiz, elektronisch veröffentlicht in: www.palliativnetz-ostschweiz.ch. Ein Netzwerkpartner ist auch die *Caritas*, die sich in der Unterstützung und der Aus- und Weiterbildung von Freiwilligen und Angehörigen, von Pfarreien im Aufbau von ökumenischen Hospizgruppen und in der Öffentlichkeitsarbeit engagiert.

rehabilitatives, interdisziplinäres Schmerzprogramm über die Dauer von sieben Wochen an je zwei Halbtagen pro Woche ein. Angesprochen sind Menschen mit chronifizierten Schmerzen. Ziele und Behandlungsgrundsätze entsprechen der Palliative Care. Im palliativ-onkologischen Ambulatorium liegen die Schwerpunkte in der Symptomkontrolle, im Netzwerkaufbau und bei der Beurteilung und Behandlung von komplexen Problemen bei weit fortgeschrittenen Krebsleiden.

Palliative Care ist wesentlich Arbeiten in und für Netzwerke, um den Patientinnen und Patienten und ihren Angehörigen Sicherheit zu geben sowie eine gute und kontinuierliche Betreuung und Begleitung zu ermöglichen. Das Palliativnetz Ostschweiz (PNO) ist seit 2003 eine regionale Sektion von palliative ch. Neben der Öffentlichkeitsarbeit, der Information über Kurse und Veranstaltungen zur Palliative Care, der Beratung und der Organisation von Anlässen für den Austausch zwischen Professionellen, Freiwilligen und Organisationen verfolgt es das Ziel, die verschiedenen, mit der Palliative Care beauftragten Dienstleistungen im ambulanten und stationären Bereich bekannt zu machen und miteinander zu vernetzen. Das PNO umfasst die Kantone St. Gallen, Thurgau, Glarus, beide Appenzell und das Fürstentum Liechtenstein. Es ist ein Verein und politisch wie konfessionell unabhängig. Für die gezielte finanzielle Mittelbeschaffung wurde zusätzlich der Förderverein Pro Palliative Betreuung (PPB) gegründet, um die Förderung der Palliative Care in der Ostschweiz zwecks einer flächendeckenden stationären (auch in Langzeitinstitutionen) und ambulanten palliativen Betreuung zu unterstützen. Weil das PNO als Leistungserbringer registriert ist, kann es aufgrund der Dienstleistungsverträge über die Spitexorganisationen mit den Krankenversicherern abrechnen.

Weitere ambulante Angebote umfassen die Dienstleistungen der niedergelassenen Ärztinnen und Ärzte, der Spitex, inklusive Kinder-Spitex, und Pro Senectute sowie den palliativen Brückendienst der Krebsliga St. Gallen-Appenzell und die verschiedenen lokalen Hospizdienste[59]. Im palliativen Brückendienst, der einen ganzzeitlichen Pikettdienst unterhält, arbeiten spezialisierte Pflegefachkräfte. Ärztlich werden sie unter anderen durch das Team am Palliativzentrum am Kantonsspital St. Gallen unterstützt. Er versteht sich als Ergänzung zur

---

59 Vgl. z. B. Hospiz-Dienst St. Gallen, www.hospiz-sg.ch. Dieser Hospizdienst stellt eine Dienstleistung des Schweizerischen Roten Kreuzes dar.

Spitex, möchte den Übergang vom Spital nach Hause erleichtern, weitere Hospitalisationen vermeiden helfen und Hausärzten, Pflegenden der Spitex wie auch Patienten und Patientinnen und ihren Angehörigen beratend beistehen. Auf ärztliche Verordnung hin werden die Kosten zu 90% durch die Grundversicherung getragen.[60] Unverzichtbare und unbezahlbare Arbeit leisten gerade im ambulanten Bereich die freiwilligen Helferinnen und Helfer. Zu Recht werden sie als eine der Säulen der Palliative Care betrachtet (Student 1994). Obwohl die Begleitung belastend und anstrengend sein kann, erhalten sie in ihrem sozialen Engagement auch viel an Beziehung und Lebensschule. Sie wollen keine Bezahlung, aber Wertschätzung und dürfen nicht als Lückenbüsser ausgenutzt werden, um Kosten zu sparen (vgl. Lack 2007).

---

60 Vgl. Homepage Krebsliga St. Gallen-Appenzell, www.krebsliga-sg.ch; Homepage Palliativzentrum St. Gallen, www.palliativ-sg.ch.

Zusammenfassung und Schlussbemerkungen

Angesichts der Bedeutung, die der Palliative Care seit wenigen Jahrzehnten sowohl in der Medizin und im Gesundheitswesen als auch in der Gesellschaft zukommt, wurde im Rahmen einer medizinethischen Auseinandersetzung die Palliative Care als ein umfassendes Konzept zur Betreuung kranker Menschen und ihrer Angehörigen dargestellt. Aus theologischer Sicht lag das Interesse darin, die in christlicher Hinsicht mit der Palliative Care einhergehenden Einstellungen und Prinzipien sowie die Bedeutung der seelsorgerlichen Begleitung und Unterstützung aufzuzeigen. Im Hintergrund standen Fragen zum Umgang mit den Entwicklungen, den Möglichkeiten und Grenzen einer naturwissenschaftlich-technisch dominierten Medizin, mit Gesundheit und Krankheit, mit Sterben und Tod in einer ausdifferenzierten, von Individualismus und Pluralismus geprägten Gesellschaft sowie die Frage nach dem hilfsbedürftigen Menschen angesichts seiner Lebensgeschichte und nach dem Verhalten der Hilfe Leistenden ihm gegenüber.

Zur Klärung des Verständnisses von Palliative Care wurden zuerst *historische Entwicklungen*, *Begrifflichkeiten* und *Definitionen* zusammengetragen (Kapitel 1 und 2). Als international anerkannter Fachbegriff hat sich, nicht zuletzt unter dem Einfluss der WHO und ihren Definitionen, weitgehend die Bezeichnung ‚Palliative Care' etabliert, auch wenn das Verständnis, selbst in Fachkreisen, unterschiedlich sein kann und Inhalt und Umsetzung von kulturellen, sozialen und gesundheitssystemischen Bedingungen eines Landes geprägt sind. Palliative Care richtet sich an Patientinnen und Patienten mit einer unheilbaren, voraussichtlich unheilbaren, lebensbedrohlichen oder chronisch fortschreitenden Krankheit. Das Ziel ist es, dem Patienten eine möglichst gute Lebensqualität bis zum Tod zu ermöglichen und seine Angehörigen in der Trauer auch über den Tod hinaus zu begleiten. Palliative Care als integratives medizinisches Konzept berücksichtigt physische, psychische, soziale und spirituelle Aspekte des kranken Menschen. Sie schliesst je nach konkreter Situation in ihre lindernde Sorge präventive, rehabilitative und kurative Massnahmen ein und versteht sich als interdisziplinärer *team-approach*, weniger als eine neue medizinische Disziplin. Jeder Mensch, der dies braucht, soll möglichst am Ort seiner Wahl Zugang zu einer qualitativ guten, an den individuellen Bedürfnissen und den konkreten Lebensumständen ausgerichteten Behandlung und Betreuung haben. In die interdisziplinäre Unterstützung ist die Arbeit der Freiwilligen einbezogen. Zusammen mit der Berücksichtigung der Spiritualität vermag sie ein Gegengewicht zur Institutionalisierung und Medikalisierung des Sterbens zu geben. Historisch ist die Palliative Care eng mit der modernen Hospizbewegung und den im letzten Jahrhundert gewachsenen, ganzheitlich orientierten Entwicklungen in der Medizin und Gesellschaft verbunden. Seit Ende der sechziger Jahre des 20. Jahrhunderts fasst sie zunehmend Fuss.

Wesentliche Elemente, die mit der Palliative Care im Zusammenhang stehen, betreffen das Verständnis von *Gesundheit und Krankheit, Schmerz und Leiden, Sterben und Tod* sowie die *Lebensqualität* (Kapitel 3). Gesundheit und Krankheit sind als Schlüsselbegriffe der Medizin auch normative Begriffe, die gesellschaftlich und individuell beeinflusst sind und die Gesundheitspolitik mitbestimmen. Das Festhalten am Krankheitsbegriff legitimiert, spezifiziert und limitiert das medizinische Handeln. Die mit der Arzt-Patient-Beziehung verbundenen Rollen des Arztes und des Patienten vermitteln ihnen eine Legitimation in der Öffentlichkeit und garantieren durch die medizinische Indikation bei grösstmöglicher Berücksichtigung individueller Wahrnehmung und Verantwortung eine objektive Sichtweise. Daraus ergeben sich die wechselseitigen Verpflichtungen sowohl zwischen Patient und Arzt als auch im Rahmen der Solidarität und Gerechtigkeit der Gesellschaft gegenüber dem Kranken und dem Arzt beziehungsweise der Medizin und Versorgungssituation. So soll auch in der Palliative Care an der Bezeichnung ‚Patient' festgehalten werden. Die Einbettung der Palliative Care in einen breit verstandenen medizinischen Kontext kann am besten gewähren, dass keine überhöhten Ansprüche an die Medizin, z.B. im Sinne einer Lösung von gesellschaftlich-sozialen Problemen, entstehen, sie aber trotzdem an den individuellen Bedürfnissen der Betroffenen und an der persönlichen Sichtweise von Lebensqualität ausgerichtet ist. Da der Fokus der Arbeit auf den medizinethischen Überlegungen lag, wurde angesichts des begrenzten Rahmens auf die aus theologischer Sicht wesentliche christlich-religiöse Deutung von Gesundheit und Krankheit nicht näher eingegangen.

Schmerzen betrachtet die Palliative Care in einem umfassenden Sinn. Sie versucht sie zu lindern, ohne die Leidfähigkeit des Menschen zu negieren und den Mythos einer leidfreien Gesellschaft aufrechtzuerhalten. Sie akzeptiert die Grenzen der Medizin, der menschlichen Möglichkeiten und des Lebens. Krankheit, Schmerz, Leiden, Sterben und Tod gehören zum Menschsein und zum Leben. Dies darf nicht dazu führen, dass sie bagatellisiert werden. Als konstitutiv zum Menschsein gehörende Phänomene weisen sie sowohl eine persönliche als auch eine zwischenmenschliche und soziale Dimension auf. Den Bedürfnissen der Patienten und damit ihrer Lebensqualität entspricht es, die reale Krankheitssituation zu verbessern und im Leben *mit* der Krankheit und dem Sterben in einer ihren Selbstwert und ihre Selbstbestimmung unterstützenden Weise begleitet zu werden. Mit dem Ziel einer letztlich nur durch den Patienten selbst bestimmbaren, bestmöglichen Lebensqualität wird der Patient in seiner individuellen Lebenssituation als Person und Subjekt im medizinischen Handeln ernst genommen. Für Angehörige und Betreuungsteam beachtenswert ist, dass die Lebensqualität aus der Perspektive des Patienten oft positiver als von aussen beurteilt wird und sich die Perspektive im Verlauf der Krankheit durchaus auch ändern kann.

In der für die medizinethische Auseinandersetzung mit der Palliative Care aus theologischer Sicht notwendigen *theologischen und medizinethischen Grundlegung* wurde für die im Zusammenhang mit dem Helfen als medizinischer Grundfunktion und dem die religiös-spirituelle Dimension einbeziehenden Konzept der Palliative Care für die theologisch-ethische Reflexion von der biblischen Erzählung des barmherzigen Samariters ausgegangen (Kapitel 4). Exegetisch zeigten sich im darin erläuterten Liebesgebot die zentrale Stellung und Bedeutung des sich in der Not befindenden Menschen sowie der für das Handeln in der Situation der notwendigen Hilfe relevanten Haltung der Beteiligten. ‚Den Nächsten lieben' und dem Anderen ‚zum Nächsten werden' vermögen, schon sprachlich, die von aussen wahrgenommene, situative Asymmetrie aufzuheben. Das die Gottes-, Eigen- und Nächstenliebe ausdrückende Beziehungsgeschehen geht auf Seiten der *caregivers* mit einer mitleidenschaftlichen Haltung der Empathie einher, in der die „Anerkennung der Autorität der Leidenden" (Metz) zu ihrer Aufrichtung, zur Herstellung einer Gleichheit, führen kann (vgl. Haker). Es ist ein Handeln im Sinne einer „Moral der Güte und Barmherzigkeit" (Mieth). Offenheit und Zulassen der Hilfe bilden die voraussetzende Haltung auf Seite der Menschen in Not. Beiderseits bedarf es der Akzeptanz von Grenzen. Dies beinhaltet, christlich gesehen, die Erfahrung, dass das Heil und die Erlösung von allem Leiden menschlich nicht zu leisten ist und, unter Wahrnehmung der möglichen Eigenverantwortung, nicht geleistet werden muss. Das Verhalten des Samaritaners und des Gastwirts drücken auch den Wert koordinierter Hilfe aus. Mit der Szene im Gasthaus wird zudem eine erste Form der Institutionalisierung der Sorge um Kranke und Verletzte angedeutet. Angesichts individueller und soziokultureller Grenzen möglicher Hilfeleistungen bietet die Institutionalisierung die beste Gewähr, dass notwendige Hilfe zur Verfügung steht. Hilfsbedürftigkeit und Hilfsbereitschaft sind anthropologische Komponenten. Das Nächstenliebegebot, das der Goldenen Regel folgt, ist nicht als spezifisch christlich zu betrachten. Wie die Beispielerzählung zeigt, soll Hilfe jedem Menschen zuteilwerden, der sie benötigt. Die Hilfsbereitschaft selbst entspricht einer Intuition des Menschen, nicht zuletzt deswegen, weil jeder Mensch auf Hilfe angewiesen sein kann und sich mit Leiden, Sterben und Tod auseinandersetzen muss.

In der christlichen Ethik gelten Glaube, Hoffnung und Liebe als die drei theologischen Tugenden. Als Ausdruck einer Glaubenserfahrung und Entscheidung für eine bestimmte Lebensführung sind sie nicht nur wie die klassischen Tugenden einzuüben und anzueignen, sondern auch Geschenk beziehungsweise, theologisch gesprochen, Gnade. Ihre christliche Spezifität erhalten sie durch den Glauben an die vor jedem Anspruch stehende und zugesprochene Liebe Gottes, die zu einem befreiten, gelingenden und erfüllten Leben für alle Menschen führen will. In sozialethischer Hinsicht wurden die für ein mitmenschliches Zusammenleben nötigen und in der christlichen Sozialethik relevanten Prinzipien der Personalität, Solidarität und Subsidiarität behandelt. In der Betrachtung des Menschen als Person kommt christlich gesprochen die ganzheitliche Sichtweise des Menschen, die auch der Palliative Care zugrunde liegt, in der Rede von der Ebenbildlichkeit Gottes zum Ausdruck. Aus der Sicht des Menschen als Person leitet sich seine Würde ab. In christlicher Hinsicht meint sie ein Beziehungsgeschehen, in dem der Mensch immer schon von Gott angerufen und zum Leben mit Gott und der Schöpfung durch die Zeit hindurch berufen ist. Die kirchliche Gemeinschaft versucht, diese Tugenden und Prinzipien, besonders in der Sorge um die Armen, Kranken und wenig Privilegierten, sowohl auf der Ebene der karitativ-freiwilligen als auch in der institutionalisiert-professionellen Tätigkeit umzusetzen.

Im Bewusstsein der Bedeutung der Tugendethik konzentrierte sich die medizinethische Grundlegung auf die Prinzipienethik in der Medizin (Kapitel 5). Angesichts des gesellschaftlichen Pluralismus und medizinisch-technischen Fortschritts sind Prinzipien aufgrund ihrer Verallgemeinerungsfähigkeit und inhaltlichen Offenheit am besten geeignet, als Leitlinien für die sich immer wieder neu stellenden, konkreten ethischen Entscheidungssituationen zu dienen. Im medizinischen Praxisalltag erwiesen sich die von Beauchamp und Childress als „framework for biomedical ethics" beschriebenen, sogenannten vier mittleren Prinzipien als hilfreich. Es sind dies der Respekt vor der Autonomie, die Fürsorge oder das Wohltun, das Nichtschaden und die Gerechtigkeit. Mit der Fürsorge und dem Nichtschaden nehmen sie Prinzipien aus dem traditionellen ärztlichen Ethos auf, geben aber mit der Autonomie ein Gegengewicht zu einer heute nicht mehr vertretbaren Form eines ärztlichen Paternalismus. Die Gerechtigkeit spielt im Zusammenhang mit dem Zugang zur Gesundheitsversorgung und der fairen Verteilung vorhandener medizinischer Ressourcen eine bedeutende Rolle. Die vier mittleren Prinzipien gelten nicht absolut, sondern *prima facie*. Wenn es die Situation erfordert und sie konfligieren, können sie inhaltlich näher bestimmt werden *(specification)* oder im Sinne einer wohlüberlegten Beurteilung gegeneinander abgewogen werden *(balancing)*. Keines der Prinzipien hat Vorrang. Der Ansatz von Beauchamp und Childress wird sowohl von deduktiven Ethiktheorien wie auch von induktiv verfahrenden Ansätzen kritisiert und weist Vor- und Nachteile auf. Darauf reagierten die Autoren mit einer Weiterentwicklung des Ansatzes und nahmen z.B. die Tugendethik auf. Als relevante Tugenden nennen sie z.B. das Mitleid, die Vertrauenswürdigkeit und die Urteilskraft. Der Respekt vor der Autonomie vermittelt die Achtung vor der Fähigkeit einer Person, für sich selbst und die ihr Leben betreffenden Angelegenheiten entscheiden und die Verantwortung dafür tragen zu können. Als etwas Grundsätzliches steht dieser Respekt einer Person auch dann zu, wenn sie die Autonomie nicht mehr wahrnehmen kann. Philosophische Ansätze, christliche Ethik und *common morality* treffen sich in der Palliative Care in der Überzeugung, dass dem Menschen eine seinem Wesen inhärente, unverlierbare, aber verletzbare,

Würde zukommt, die es zu wahren gilt. Um verallgemeinerbar zu sein und als Grenze bei einer Güterabwägung zu dienen, ist die Menschenwürde als Prinzip zu gebrauchen. Für die moralische Urteilsbildung in der medizinischen Ethik kommen weitere Kriterien dazu, die sich aus den Zielsetzungen der Medizin ergeben. Als zentrale Werte in der Palliative Care gelten insbesondere die Linderung von das Wohl beeinträchtigenden Belastungen, das Warten Können auf den Tod, die Orientierung am Patienten und seinem sozialen Umfeld sowie die interaktive Zusammenarbeit und Unterstützung auf verschiedenen Ebenen mit unterschiedlichen Akteuren.

Der medizinethischen Auseinandersetzung mit der *Arzt-Patient-Beziehung*, der *palliativen Sedation* und dem *seelsorgerlichen Engagement in der Palliative Care* wurden die 2006 verabschiedeten *medizinisch-ethischen Richtlinien und Empfehlungen der Schweizerischen Akademie der Medizinischen Wissenschaften (SAMW) zur Palliative Care* vorangestellt (Kapitel 6). Sie definieren die Palliative Care als einen integrativen Ansatz zur Verbesserung der Lebensqualität der Patientin, unterstreichen ihre Bedeutung in der Medizin als Ganzes, klären das Verhältnis zur kurativen Medizin und formulieren u. a. Empfehlungen zuhanden der Institutionen des Gesundheitswesens und der Kostenträger. Grundwerte sind die Würde des Patienten und die Autonomie. Der Hoffnung kommt ein eigenständiger Wert zu. Eine grosse Bedeutung haben die Kommunikation, die Kontinuität in der Betreuung und die interdisziplinäre Vernetzung. Hingewiesen wird auf Missverständnisse, überhöhte Erwartungen und Gefahren, beispielsweise die Reduktion der Palliative Care auf Sterbebegleitung, dass der Wunsch nach aktiver Sterbehilfe in jedem Fall zurücktritt oder die Gefahr, dass aufgrund ökonomischer Überlegungen die Palliative Care zur Vorenthaltung von medizinisch indizierten Leistungen führt.

Der Kommunikation und Arzt-Patient-Beziehung kommt in der Palliative Care, in der im Krankheitsverlauf zunehmend nicht mehr das medizintechnisch Machbare, sondern die Begleitung und Betreuung, auch in existenziellen Fragen, im Vordergrund steht, eine Schlüsselfunktion zu (Kapitel 7, Abschnitt 7.1). Sowohl die Überbringung sogenannter ‚bad news' als auch die Entscheidungsfindung hinsichtlich der Betreuung verlangen ein entsprechendes Setting, kommunikative Fähigkeiten, Fachkompetenz und eine verständnisorientierte, Vertrauen stiftende Haltung der Empathie, Wahrhaftigkeit und Transparenz. Der Autonomie und Fürsorge am ehesten gerecht wird das Beziehungsmodell des *shared decision making*. Bei urteilsunfähigen Patienten ist nach deren mutmasslichen Willen zu suchen. Wenn dieser nicht genügend erfasst werden kann, so ist im wohlverstandenen Interesse des Patienten zu handeln („best interest of the patient"). Für die ethische Entscheidungsfindung und die in der Palliative Care wichtige Vorausplanung möglicher Komplikationen haben sich für den Praxisalltag prozedurale, den Prozess der Urteilsbildung betreffende Normen bewährt. Dabei soll immer ein Konsens angestrebt werden. Dies ermöglicht, angesichts des gesellschaftlichen Wertepluralismus verschiedene Vorstellungen von einem guten Leben und Sterben zu berücksichtigen.

Die Sedation, wie sie in den Richtlinien der SAMW genannt wird, führt im Zusammenhang mit der im deutschen Sprachraum verwendeten Bezeichnung der ‚terminalen Sedierung' und der damit mitgedachten Nähe zur „verdeckten" Euthanasie oder direkten aktiven Sterbehilfe zu ethischen Diskussionen und Befürchtungen (Kapitel 7, Abschnitt 7.2). Gemäss einer internationalen Expertengruppe in Palliative Care soll deshalb der Begriff ‚palliative Sedierung' bevorzugt werden. Medizinisch hat die palliative Sedierung das Ziel, aus der Sicht des Patienten unerträgliches Leiden mit bewusstseinsmindernden Medikamenten bei sonst therapierefraktären Symptomen zu lindern. Grundsätzlich ist bei gegebener medizinischer Indikation eine intermittierende und leichte Sedation anzustreben. Eine kontinuierliche und tiefe Sedation bildet die Ausnahme und sollte nur erfolgen, wenn die Erkrankung so weit fortgeschritten ist, dass der Tod innerhalb von Stunden oder wenigen Tagen zu erwarten ist. Bei Patienten mit einem psychosozialen oder -existenziellen Leiden ist immer zu fragen, ob mögliche Ursachen genügend eruiert wurden beziehungsweise die entsprechende Unterstützung gewährleistet war. Der Entscheidungsprozess für eine palliative Sedierung strebt ein transparentes Handeln mit einer frühzeitigen Information über Vor- und Nachteile der Massnahme im Konsens von Betreuungsteam, Patient und Angehörigen an. Auch hier ist, ausser in einem Notfall, die informierte Zustimmung des Patienten nötig. Besonders sorgfältig sind bei allen involvierten Personen persönliche, moralisch-ethische, kulturelle und religiöse Bedürfnisse und Standpunkte zu berücksichtigen. Mit dem Prinzip der doppelten Wirkung lässt sich die bei einer *lege artis* durchgeführten palliativen Sedation selten in Kauf zu nehmende Lebensverkürzung im Rahmen einer indirekten aktiven

Sterbehilfe ethisch rechtfertigen. Das dabei vorausgesetzte Tötungsverbot wird im Rahmen der Palliative Care grundsätzlich anerkannt. Probleme aus ethischer Sicht ergeben sich vor allem aus den Begleitumständen der palliativen Sedierung, wie z.B. dem Abbruch lebensverlängernder medizinischer Behandlungen, dem Handeln des Arztes oder Pflegepersonals aus „Mitleid" oder der Vorenthaltung einer umfassenden und kompetenten Palliative Care bei unzureichender Versorgung. Die palliative Sedierung als gebotene medizinische Massnahme zur Linderung des Leidens des Patienten ist auch angesichts einer teilweise als moralisch problematisch beurteilten Verkürzung der bewussten Lebensspanne ein ethisch zulässiges Verfahren, insofern sie direkt oder indirekt dem Willen des Patienten entspricht und zu seinem Wohl geschieht.

Die Palliative Care unterscheidet sich vom bio-psycho-sozialen Konzept der Medizin darin, dass sie explizit die spirituelle Dimension des Menschseins als einer gesunden und hilfreichen Ressource in ihr Konzept einschliesst (Kapitel 7, Abschnitt 7.3). Spiritualität hat mit Sinn und Identität zu tun. Sie steht für geistliche und geistige Erfahrungen und Einstellungen eines Menschen. Spiritualität als ein offener und in seiner Bedeutung umfassenderer Begriff als Religion ist im Kontext (post-)moderner Gesellschaften von dieser zu unterscheiden. Als Ausdruck von Ganzheitlichkeit und Authentizität ist Spiritualität in den gesamten Lebensentwurf eines Menschen eingebunden und gehört zum Verständnis einer bestmöglichen Lebensqualität. Indem sie einen innersten Werte- und Beweggrund darstellt, beeinflusst sie die Moral und Ethik. In der Annahme, dass Seelsorge dort geschieht, wo dem Menschen in seiner einmaligen Ganzheit als Person in einer offenen, wertschätzenden und mitfühlenden Weise begegnet wird, können alle helfenden und begleitenden Personen, unabhängig von ihrer professionellen Tätigkeit, eine seelsorgerliche Funktion ausüben. Ihren Ausdruck findet sie im seelsorgerlichen Engagement. Als Sorge um das Wohl des ganzen Menschen entspricht sie dem Prinzip der Fürsorge und zählt zum Kernauftrag der Spitalseelsorge. Sie nimmt als Mitglied des erweiterten Betreuungsteams diese Sorge angesichts ihrer „Instrumentenlosigkeit" durch menschliche Zuwendung und verlässliche Anteilnahme im Leid wahr. Immer gilt es, eine angemessene Hoffnung als dem „spirituellen Begleiter medizinischen Handelns" (Müller-Busch) aufrechtzuerhalten. Professionelle Seelsorger und Seelsorgerinnen *(spi-*

ritual care givers) gehören meist einer Religionsgemeinschaft an. In der Arbeit lag der Schwerpunkt auf der Darstellung der modernen christlichen Spitalseelsorge, die sich, ähnlich wie bei der Palliative Care, aus einer Seelsorgebewegung heraus entwickelte. Von der Psychologie und Psychotherapie beeinflusst, stellt sie den Patienten in seiner konkreten Lebenssituation, die Beziehung zu ihm und seine Begleitung in den Mittelpunkt. Gleichzeitig ist sie „Mehr als Begleiten" (Weiher). Sie versucht, Anschluss an das Heilige zu ermöglichen und die spezifischen spirituellen Ressourcen zu erschliessen. Seelsorge und spirituelle Unterstützung wird auch Angehörigen und den Mitgliedern der Betreuungsteams angeboten. Die Seelsorge respektiert unterschiedliche Spiritualitäten und Religiositäten und setzt sich für eine interkulturelle und -religiöse Beziehungskultur ein. Sie fördert das Bewusstsein für die Auseinandersetzung mit Gesundheit und Krankheit, Heil und Heilung, Angewiesenheit und Zuwendung. Im Sinne der Subsidiarität (als Hilfe zur Selbsthilfe) ermächtigt sie den Patienten, seinen eigenen Lebens- und Glaubensweg bis in den Tod hinein zu gehen. Gerade in ihrem biblisch begründeten Einsatz für die Armen, Kranken und wenig Privilegierten ruft sie zur Solidarität auf. Ein wichtiges Themenfeld ist hier die Rationierung im Gesundheitswesen. In der Autonomie bedenkt christliche Seelsorge den Geschenk- und Beziehungscharakter mit. Eine zentrale Aufgabe sieht sie im Schutz der unverlierbaren Würde des Menschen. Mit ihrer Kontext- und performativen Ethikkompetenz (Zimmermann-Acklin) leistet sie einen wichtigen und komplementären Beitrag zur theoretischen Ethikkompetenz der wissenschaftlichen Bioethik in der Auseinandersetzung medizinethisch relevanter Themen.

Zur Darstellung der Implementierung der *Palliative Care in der Schweiz* wurde zuerst die Ausgangssituation beschrieben (Kapitel 8, Abschnitt 8.1). Auf Bundesebene wird die Bedeutung der Betreuung von Menschen am Lebensende, von älteren und chronisch schwer erkrankten Menschen sowie der Palliative Care unterstrichen. Quantitativ und qualitativ ist das Angebot an Palliative Care ungenügend, nicht zuletzt auch hinsichtlich der demografischen Veränderungen. Die Palliative Care wird von den Kirchen, gerade auch als Alternative zur Suizidbeihilfe und Sterbehilfe, unterstützt und besitzt in der Öffentlichkeit grosse Aufmerksamkeit. Gründe, dass immer noch die Mehrzahl der Patienten keine optimale Palliative Care erhalten, liegen vor allem in den Missverständnissen zur Palliative Care, in der vielfach ungelösten

Frage der Finanzierung angesichts eines wachsenden ökonomischen Druckes auf die Gesundheitsversorgung und in der unzureichend strukturierten und koordinierten Zusammenarbeit der verschiedenen Institutionen und Organisationen. Das Lebensende ist in unserer Gesellschaft von einer Institutionalisierung und Medikalisierung geprägt. Dem Wunsch der meisten Patienten und Patientinnen, am Ort ihrer Wahl, meist zu Hause, betreut zu werden und dort sterben zu können, will die Palliative Care bestmöglich nachkommen. Das Ziel der Implementierung ist die Einbindung der Palliative Care in eine flächendeckende medizinische Grundversorgung, die bestimmten Behandlungs- und Qualitätsstandards folgt und einer geregelten Finanzierung unterliegt. Trotz aller positiven Aspekte liegt darin aber auch die Gefahr, dass das Sterben und die Betreuung der Patienten am Lebensende eine kulturelle Gleichschaltung und eine Ökonomisierung erfahren. Hier können die Ausrichtung an den Bedürfnissen der kranken Menschen, die Wertschätzung der zwischenmenschlichen Beziehung und die Dienste der freiwilligen Helfer und Helferinnen in ihrem sozialen Engagement ein unverzichtbares und im Sinne der *Humanitas* zu schützendes Gegengewicht geben. Als Beispiele, wie die Palliative Care heute auf verschiedenen Ebenen in der Schweiz umgesetzt wird, wurden das Konzept zur Palliative Care des Kantons Zürich sowie die Situation im stationären und ambulanten Versorgungsbereich des Kantons St. Gallen vorgestellt (Kapitel 8, Abschnitte 8.2 und 8.3).

Mit dem Konzept der Palliative Care wird ein möglichst ganzheitliches Verständnis von Medizin zum Wohl der Patientin als Person und Subjekt umgesetzt. Es ist ein Konzept, das den Bedürfnissen vieler Menschen in (post-)modernen gesellschaftlichen Verhältnissen und angesichts bleibender existenzieller Fragen entspricht. Die Palliative Care geht mit einer Haltungsänderung einher, insofern sie in palliativen Situationen nicht mehr die Heilung und das Machen und Machbare in den Vordergrund stellt, sondern die Anerkennung der Grenzen und das Angewiesensein aufeinander. Indem sie durch die WHO, die Fachgesellschaften und die SAMW definiert und in den öffentlichen Diskurs gebracht wird, bildet sie ein transparentes Konzept, an dem für den Umgang mit chronisch und unheilbar kranken und sterbenden Menschen hinsichtlich der Qualität und des Angebotes für die Behandlung und Betreuung Mass genommen werden kann. Die Transparenz vermag zudem, den Menschen die Angst vor der „Apparatemedizin" und einem als unwürdig empfundenen Leben in der Situation der Krankheit, des Leidens und Sterbens zu nehmen. Allerdings ist das Verständnis, was Palliative Care bedeutet, in der breiten Bevölkerung, aber auch in Fachkreisen, oft unklar. Hier bedarf es weiterer Öffentlichkeitsarbeit.

Dass die Palliative Care zum medizinischen Grundauftrag gehört, kann als unbestritten gelten. Die noch unzureichende Versorgung, sowohl hinsichtlich der Einrichtungen als auch in Bezug auf die Aus- und Weiterbildung der Betreuenden, ist zu beheben und die Koordination der verschiedenen Dienste und Institutionen zu verbessern. Neben staatlichen Massnahmen und lokalen Initiativen bildet die landesweite Koalition „Swiss end of life care" von palliative ch ein Schritt in diese Richtung. Insbesondere müssen Lösungen zur Finanzierung der Hilfeleistungen gefunden werden. Die Respektierung der Würde des Menschen und eine Kultur der Solidarität und Gerechtigkeit fordern dazu auf, dass jedem Menschen, der der Palliative Care bedarf, diese auch zukommen soll. So können zutiefst menschliche Bedürfnisse bestmöglich gestillt werden.

Anhang

Literaturverzeichnis

Albisser, Rudolf (2007): Dasein und Mitgehen aus der Mitte heraus auf die Mitte hin, in: Albisser, Rudolf und Loretan, Adrian (Hg.): Spitalseelsorge im Wandel (ReligionsRecht im Dialog; 5), Zürich – Wien – Berlin: 95–99.

Albisser, Rudolf (2007b), Qualitätssicherung in der Spitalseelsorge, in: Albisser, Rudolf und Loretan, Adrian (Hg.): Spitalseelsorge im Wandel (ReligionsRecht im Dialog; 5), Zürich – Wien – Berlin: 101–109.

Amrein, Brigitte (2007): Entwicklung der Spitalseelsorge seit 1960, in: Albisser, Rudolf und Loretan, Adrian (Hg.): Spitalseelsorge im Wandel (ReligionsRecht im Dialog; 5), Zürich – Wien – Berlin: 23–28.

Anzenbacher, Arno (1997): Christliche Sozialethik. Einführung und Prinzipien. UTB für Wissenschaft 8; 155, Paderborn.

Arens, Edmund (1992): Christopraxis. Grundzüge theologischer Handlungstheorie (Quaestiones Disputatae; 139), Freiburg i. Br. u. a.

Ariès, Philippe (1995): Geschichte des Todes, München.

Aulbert, Eberhard (2007): Lebensqualität bei inkurablen Krankheiten, in: Aulbert, Eberhard; Nauck, Friedemann; Radbruch, Lukas (Hg.), Lehrbuch der Palliativmedizin, Stuttgart[2]: 15–35.

Aulbert, Eberhard; Radbruch, Lukas; Nauck, Friedemann (2007): Prinzipien, in: Aulbert, Eberhard; Nauck, Friedemann; Radbruch, Lukas (Hg.), Lehrbuch der Palliativmedizin, Stuttgart[2]: 139–147.

Baumann-Hölzle, Ruth; Strebel, Urs (1999): Betreuung von chronisch Kranken und Sterbenden, in: Bondolfi, Alberto; Müller Hansjakob (Hg.), Medizinische Ethik im ärztlichen Alltag, Basel – Bern: 323–353.

Baumgartner, Alois (2004): Personalität, in: Heimbach-Steins, Marianne (Hg.), Christliche Sozialethik. Ein Lehrbuch, Bd. 1, Regensburg: 265–269.

Baumgartner, Alois (2004b): Solidarität, in: Heimbach-Steins, Marianne (Hg.), Christliche Sozialethik. Ein Lehrbuch, Bd. 1, Regensburg: 283–292.

Beauchamp, Tom L.; Childress, James F. (2001): Principles of Biomedical Ethics. Fifth Edition, New York – Oxford.

Beauchamp, Tom L.; DeGrazia, David (2004): Principles and Principlism, in: Khushf, George (ed.), Handbook of Bioethics. Taking Stock of the Field from a Philosophical Perspective (Philosophy and Medicine; 78), Dordrecht – Boston – London: 55–74.

Beck, Dietmar (2004): Ist terminale Sedierung medizinisch sinnvoll oder ersetzbar?, Ethik in der Medizin 16 (4): 334–341.

Benke, Christoph (2004): Was ist (christliche) Spiritualität? Begriffsdefinitionen und theoretische Grundlagen, in: Zulehner, Paul M. (Hg.), Spiritualität – mehr als ein Megatrend. Gedenkschrift für Kardinal DDr. Franz König, Ostfildern: 29–43.

Berger, Rupert (2005): Art. ‚Krankensalbung', in: Ders., Pastoralliturgisches Handlexikon. Das Nachschlagewerk für alle Fragen zum Gottesdienst, Freiburg i. Br.[3]: 280–282.

Berger, Rupert (2005b): Art. ‚Sterbeliturgie', in: Ders., Pastoralliturgisches Handlexikon. Das Nachschlagewerk für alle Fragen zum Gottesdienst, Freiburg i. Br.[3]: 488–489.

BfS – Bundesamt für Statistik (2008): Bevölkerung. Todesfälle, Sterblichkeit und Lebenserwartung, Neuchâtel, elektronisch veröffentlicht in: www.bfs.admin.ch, abgerufen am 17.06.2008.

Birnbacher, Dieter (2004): Terminale Sedierung, Sterbehilfe und kausale Rollen. Ethik in der Medizin 16: 358–368.

Bondolfi, Alberto (1999): Die moralischen Prinzipien medizinischen Handelns, in: Bondolfi, Alberto; Müller, Hansjakob (Hg.), Medizinische Ethik im ärztlichen Alltag, Basel – Bern.

Borasio, Gian Domenico; Volkenandt, Matthias (2006): Palliativmedizin – weit mehr als nur Schmerztherapie. Zeitschrift für medizinische Ethik 52: 215–223.

Bosshard, Georg (2005): Begriffsbestimmungen in der Sterbehilfedebatte (Définitions des termes dans les débats sur l'euthanasie). Schweizerisches Medizin Forum 5: 193–198.

Bosshard, Georg (2007): Die Tücken der „indirekten Sterbehilfe". Opiate und Sedativa am Lebensende. Geriatrie Praxis 3: 21–24.

Bovon, François (1996): Das Evangelium nach Lukas (Lk 9,51–14,35), EKK III/2, Zürich – Düsseldorf – Neukirchen-Vluyn.

Broeckaert, Bert; Núñez Olarte, Juan Manuel (2002): Sedation in Palliative Care: Facts and Concepts, in: Have, Henk ten; Clark, David (Hg.), The Ethics of Palliative Care. European Perspectives, Buckingham – Philadelphia: 166–180.

Büche, Daniel Johannes (2007): Phänomene der Chronifizierung des Schmerzes, in: Knipping, Cornelia (Hg.), Lehrbuch Palliative Care, Bern[2]: 156–162.

Büchi, M. et al. (2000): Alle Macht den Patienten? Vom ärztlichen Paternalismus zum Shared Decision Making? Schweizerische Ärztezeitung 81(49): 2776–2780.

Bundesgesetz über die universitären Medizinalberufe (MedBG), 23.06.2006.

Bundesverfassung der Schweizerischen Eidgenossenschaft, 18.04.1999.

Burri, Walter (2007): Seelsorge im Spital, in: Albisser, Rudolf; Loretan, Adrian (Hg.), Spitalseelsorge im Wandel (ReligionsRecht im Dialog; 5), Zürich – Wien – Berlin: 57–59.

Cassell, Eric J. (2004): The Nature of Suffering and the Goals of Medicine, New York – Oxford[2].

Cowan, John D.; Walsh, Declan (2001): Terminal Sedation in Palliative Medicine – Definition and Review of the Literature. Supportive Care in Cancer 9: 403–407.

Die Bibel. Altes und Neues Testament. Einheitsübersetzung, Katholische Bibelanstalt (Hg.), Stuttgart 1980.

Dillmann, Rainer; Mora Paz, César (2004): Das Lukas-Evangelium. Ein Kommentar für die Praxis, Stuttgart[2].

Dinges, Stefan (2007): Ethische Entscheidungskulturen – Hindernis oder Unterstützung am Lebensende, in: Knipping, Cornelia (Hg.), Lehrbuch Palliative Care, Bern[2]: 536–545.

Dörner, Klaus (2001): Der gute Arzt. Lehrbuch der ärztlichen Grundhaltung, Stuttgart.

Doyle, Derek; Barnard, David (2004): Art. ‚Palliative Care and Hospice', Encyclopedia of Bioethics, Vol. 4, ed. by Post, Stephen G., New York³: 1969–1975.

EAPC – European Association for Palliative Care (1989): Definition of Palliative Care, revidiert 1998, elektronisch veröffentlicht in: www.eapcnet.org/about/definition.html, abgerufen am 16.06.2008.

EJPD – Eidgenössisches Justiz- und Polizeidepartement (2006): Sterbehilfe und Palliativmedizin – Handlungsbedarf für den Bund?, Bern 24. April 2006, elektronisch veröffentlicht in: www.ejpd.admin.ch.

EJPD – Eidgenössisches Justiz- und Polizeidepartement (2007): Ergänzungsbericht zum Bericht „Sterbehilfe und Palliativmedizin – Handlungsbedarf für den Bund?", Bern Juli 2007, elektronisch veröffentlicht in: www.ejpd.admin.ch.

Engel, George L. (1977): The Need for a New Medical Model: A Challenge for Biomedicine. Science 196: 129–136.

Engelhardt, Dietrich von (1998): Art. ‚Gesundheit', in: Lexikon der Bioethik, Bd. 2, hrsg. v. Korff, Wilhelm et al., Gütersloh: 108–114.

Eschenbruch, Nicholas (2004): Ein besseres Sterben? Die Entstehung der modernen Hospizbewegung und ihre historischen Voraussetzungen. Praxis 93: 1265–1267.

European Network of Health Care Chaplaincy (2002): Standards für Krankenhausseelsorge in Europa, elektronisch veröffentlicht in: www.eurochaplains.org, abgerufen am 26.05.2008.

Eychmüller, Steffen (2005): Die Bedürfnisse von Schwerkranken, Sterbenden und ihren Betreuern. Ergebnisse eines nationalen Surveys in der Schweiz, Medizinspektrum März/April 2005, elektronisch veröffentlicht in: www.tellmed.ch/tellmed/Fachliteratur/Medizinspektrum, abgerufen am 21.07.2008.

Eychmüller, Steffen (2008): Die Lebenssinfonie fertig schreiben. VSAO Journal ASMAC 27(1): 11–13.

Fischer, Johannes (2002): Theologische Ethik als Auslegung des christlichen Ethos, in: Holderegger, Adrian et al. (Hg.), Theologie und biomedizinische Ethik. Grundlagen und Konkretionen (Studien zur theologischen Ethik; 97), Freiburg i.Ue. – Freiburg i.Br. – Wien: 152–172.

Gabriel, Ingeborg Gerda (2004): Humanität und Heiligkeit. Spiritualität und Ethik als „Zeichen der Zeit" und Anfrage an die christlichen Kirchen, in: Zulehner, Paul M. (Hg.), Spiritualität – mehr als ein Megatrend. Gedenkschrift für Kardinal DDr. Franz König, Ostfildern: 95–106.

Gesundheitsdirektion Kanton Zürich (2006): Konzept Palliative Care in der stationären Akutsomatik, Zürich.

Graeff, Alexander de; Dean, Mervyn (2007): Palliative Sedation Therapy in the Last Weeks of Life: A Literature Review and Recommendations for Standards. Journal of Palliative Medicine 10: 67–85.

Gronemeyer, Reimer et al. (2004): Palliative Care in Europa, in: Bundesarbeitsgemeinschaft Hospiz e.V. (Hg.), Helfen am Ende des Lebens. Hospizarbeit und Palliative Care in Europa (Schriftenreihe; 7), Wuppertal: 20–51.

Grossenbacher-Gschwend, Barbara; Eychmüller, Steffen (2007): Der Liverpool Care Pathway of the Dying. Gemeinsam für eine gute Qualität in der Betreuung am Lebensende. Der Onkologe 13(4): 343–349.

Haag, Herbert (1994/2003): Art. ‚Samaritaner', in: Ders. Biblisches Wörterbuch, Freiburg i. Br.: 370–371.

Haker, Hille (2001): „Compassion" als Weltprogramm des Christentums? Concilium 37: 436–450.

Halter, Hans (1994): Leben dürfen sterben müssen. Christliche Meditation über das Leben und Sterben und die Sterbehilfe, Freiburg i. Ue.

Halter, Hans (2002): „Die Bibel sagt...". Kritische Fragen, Beobachtungen und Thesen zum Thema Bibel und Moral/Ethik, in: Guggenberger, Wilhelm; Ladner, Gertraud (Hg.), Christlicher Glaube, Theologie und Ethik (Studien der Moraltheologie; 27), Münster: 129–140.

Heide, Agnes van der, et al. (2003): End-of-Life Decision-Making in Six European Countries: Descriptive Study. The Lancet 362: 345–350.

Heimbach-Steins, Marianne (2001): Einmischung und Anwaltschaft. Für eine diakonische und prophetische Kirche, Ostfildern.

Heimbach-Steins, Marianne (2004): Biblische Hermeneutik und Christliche Sozialethik, in: Dies. (Hg.), Christliche Sozialethik. Ein Lehrbuch, Bd. 1, Regensburg: 83–110.

Heimerl, Katharina; Heller, Andreas; Pleschberger, Sabine (2007): Implementierung der Palliative Care im Überblick, in: Lehrbuch Palliative Care, Bern[2]: 50–57.

Hell, Daniel (2007): Die Identität der Seelsorgenden aus der Sicht des Psychiaters, in: Albisser, Rudolf; Loretan, Adrian (Hg.), Spitalseelsorge im Wandel (Religions-Recht im Dialog; 5), Zürich – Wien – Berlin: 71–76.

Heller, Andreas; Knipping, Cornelia (2007): Palliative Care – Haltungen und Orientierungen, in: Knipping, Cornelia (Hg.), Lehrbuch Palliative Care, Bern[2]: 39–47.

Hochuli, Brigitta (2007): Hilfe beim Sterben. Erstmals in der Schweiz Hospizwohnung für todkranke Krebspatienten in Weinfelden eingerichtet, Tagblatt, Ausgabe für den Kanton Thurgau, vom 07.08.2007: 7.

Hochuli, Brigitta (2007b): „Niemand stirbt gesund". Thurgauer Kantonsspitäler wollen Spezialisierung in Palliative Care als Bestandteil der Inneren Medizin intensivieren, Tagblatt. Ausgabe für den Kanton Thurgau, vom 28.11.2007: 9.

Höffe, Otfried (2002): Art. ‚Medizinische Ethik' in: Ders. (Hg.), Lexikon der Ethik (Beck'sche Reihe; 152), München[6]: 160–167.

Höffe, Otfried (2002b): Art. ‚Tugend', in: Ders. (Hg.), Lexikon der Ethik (Beck'sche Reihe; 152), München[6]: 267–270.

Honnefelder, Ludger (1998): Art. ‚Medizinische Ethik 2. Systematisch', in: Lexikon der Bioethik, Bd. 2, hrsg. v. Korff, Wilhelm et al., Gütersloh: 652–661.

Höver, Gerhard (1998): Art. ‚Leid/Leiden/Leidenslinderung' in: Lexikon der Bioethik, Bd. 2, hrsg. v. Korff, Wilhelm et al., Gütersloh: 585–590.

Hunold, Gerfried W.; Laubach, Thomas; Greis, Andreas (2000): Annäherungen. Zum Selbstverständnis Theologischer Ethik, in: Diess. (Hg.), Theologische Ethik. Ein Werkbuch (UTB für Wissenschaft; 1966), Tübingen – Basel: 1–9.

Johannes XXIII. (1961/1992): Mater et magistra, Enzyklika, in: Bundesverband der Katholischen Arbeitnehmer-Bewegung Deutschlands KAB (Hg.), Texte zur katholischen Soziallehre. Die sozialen Rundschreiben der Päpste und andere kirchliche Dokumente, mit Einführungen von Oswald von Nell-Breuning SJ, Johannes Schasching SJ, Bornheim – Kevelaer[8]: 171–240.

Jonen-Thielemann, Ingeborg (2007): Terminalphase, in: Aulbert, Eberhard; Nauck, Friedemann; Radbruch, Lukas (Hg.), Lehrbuch der Palliativmedizin, Stuttgart[2]: 1019–1028.

Jonsen, Albert R.; Siegler, Mark; Winslade, William J. (2006): Klinische Ethik. Eine praktische Hilfe zur ethischen Entscheidungsfindung, Köln (aus dem Amerikanischen, Orig. 5. Auflage 2002).

Kant, Immanuel (1974): Grundlegung zur Metaphysik der Sitten, Werkausgabe, Bd. VII, hrsg. v. Weischedel, Wilhelm, Frankfurt a. M.

Kant, Immanuel (1974b): Kritik der praktischen Vernunft, Werkausgabe, Bd. VII, hrsg. v. Weischedel, Wilhelm, Frankfurt a. M.

Kant, Immanuel (1977): Die Metaphysik der Sitten, Werkausgabe, Bd. VIII, hrsg. v. Weischedel, Wilhelm, Frankfurt a. M.

Kantonsspital St. Gallen – Palliativzentrum (2006): Qualitätsprojekt Palliative Betreuung am Lebensende. Projektinformation, St. Gallen.

Klaschik, Eberhard (1998): Art. ‚Schmerz/Schmerztherapie' in: Lexikon der Bioethik, Bd. 3, hrsg. v. Korff, Wilhelm et al., Gütersloh: 239–241.

Klaschik, Eberhard (2003): Schmerztherapie und Symptomkontrolle in der Palliativmedizin, in: Husebø, Stein; Klaschik, Eberhard, Palliativmedizin. Schmerztherapie, Gesprächsführung, Ethik, Berlin – Heidelberg[3]: 181–287.

Klessmann, Michael (1996): Einleitung: Seelsorge in der Institution „Krankenhaus", in: Klessmann, Michael (Hg.), Handbuch der Krankenhausseelsorge, Göttingen: 13–27.

Knellwolf Ulrich; Rüegger, Heinz (2004): In Leiden und Sterben begleiten. Kleine Geschichten, ethische Impulse, Zürich.

Knipping, Cornelia (2007): Reflexionen zum Schmerzassessment in der Pflege, in: Knipping, Cornelia (Hg.), Lehrbuch Palliative Care, Bern[2]: 167–186.

Köhle, Karl (2003): Kommunikation, in: Uexküll Psychosomatische Medizin. Modelle ärztlichen Denkens und Handelns, hrsg. v. Adler, Rolf H. et al., München – Jena[6]: 43–63.

Körtner, Ulrich H. J. (2007): Ethik im Krankenhaus. Diakonie – Seelsorge – Medizin, Göttingen.

Kress, Hartmut (2003): Medizinische Ethik. Kulturelle Grundlagen und ethische Wertkonflikte heutiger Medizin, Stuttgart.

Krones, Tanja; Richter, Gerd (2006): Die Arzt-Patient-Beziehung, in: Schulz, Stefan et al. (Hg.), Geschichte, Theorie und Ethik der Medizin. Eine Einführung, Frankfurt a. M.: 94–116.

Kübler-Ross, Elisabeth (2001): Interviews mit Sterbenden, München.

Kuhn, Hanspeter (2007): Kanton bleibt zuständig für Regelung der „normalen" Todesfeststellung. Schweizerische Ärztezeitung 88(2): 55–56.

Kunz, Roland (2006): Die neuen Richtlinien der SAMW und ihre Auswirkungen auf die Praxis, palliative-ch 4: 24–25.

Kunz, Roland; Salathé, Michelle (2006): Palliative Care: keine neue medizinische Spezialität, sondern ein umfassender Betreuungsansatz. Schweizerische Ärztezeitung 87: 1106.

Labisch, Alfons; Paul, Norbert (1998): Art. ‚Medizin 1. Zum Problemstand', in: Lexikon der Bioethik, Bd. 2, hrsg. v. Korff, Wilhelm et al., Gütersloh: 630–642.

Lack, Peter (2005): Der Umgang mit Leiden. palliative-ch 2005/2: 4–8.

Lack, Peter (2007): Palliative Care und Freiwilligenarbeit – Mitmenschliches Handeln und soziales Engagement, in: Knipping, Cornelia (Hg.), Lehrbuch Palliative Care, Bern[2]: 90–95.

Lanzerath, Dirk (1998): Art. ‚Krankheit', in: Lexikon der Bioethik, Bd. 2, hrsg. v. Korff, Wilhelm et al., Gütersloh: 478–485.

Lanzerath, Dirk (1998b): Art. ‚Lebensqualität', in: Lexikon der Bioethik, Bd. 2, hrsg. v. Korff, Wilhelm et al., Gütersloh: 563–569.

Lanzerath, Dirk (2003): Krankheitsbegriff und Zielsetzungen der modernen Medizin – Vom Heilungsauftrag zur Antiaging-Dienstleistung?, in: G+G Wissenschaft (hrsg. v. WIdO, Wissenschaftliches Institut der AOK, http://wido.de) 3(3): 14–20.

Löliger, Markus (2006): Lindern, wo nicht mehr zu heilen ist. Flawil eröffnet zweite Palliativ-Care-Station im Kanton St. Gallen – 15 Jahre nach der Eröffnung des Palliativzentrums St. Gallen, Tagblatt. Ausgabe für den Kanton Thurgau, vom 17.08.2006: 15.

Löliger, Markus (2007): Ein kantonales Konzept für Palliative Care, Tagblatt. Ausgabe für den Kanton Thurgau, vom 27.09.2007: 15.

Löliger, Markus (2007b): Palliative Care: St. Gallen führend. Die Fachhochschule FHS bietet die erste spezialisierte Weiterbildung in diesem Pflegebereich an. Tagblatt. Ausgabe für den Kanton Thurgau, vom 06.12.2007.

Löliger, Markus (2008): „Sterbende haben eigene Sprache". Der Schrei nach dem Sterbehilfe-Gift kann auch ein Hilferuf sein. Tagblatt. Ausgabe für den Kanton Thurgau, vom 12.01.2008: 16.

Lutterotti, Markus von (1998): Art. ‚Sterben 1. Zum Problemstand', in: Lexikon der Bioethik, Bd. 3, hrsg. v. Korff, Wilhelm et al., Gütersloh: 454–456.

Maas, Paul J. van der, et al. (1996): Euthanasia, Physician-Assisted Suicide, and other Medical Practices Involving the End of Life in the Netherlands, 1990–1995. New England Journal of Medicine 335: 1699–1705.

Materstvedt, Lars Johan, et al. (2003): Euthanasia and Physician-Assisted Suicide: A View from an EAPC Ethics Task Force. Palliative Medicine 17: 97–101.

Meier, Michael (2008): Palliativpflege – viel gerühmt, kaum gefördert. Tages-Anzeiger vom 09.03.2008, online-Ausgabe.

Metz, Johann Baptist (2000): Compassion. Zu einem Weltprogramm des Christentums im Zeitalter des Pluralismus der Religionen und Kulturen, in: Metz, Johann-Baptist; Kuld, Lothar; Weissbrod, Adolf (Hg.), Compassion Weltprogramm des Christentums. Soziale Verantwortung lernen, Freiburg i. Br.: 9–18.

Mieth, Dietmar (2000): Mitleid, in: Metz, Johann-Baptist, Kuld, Lothar, Weissbrod, Adolf (Hg.), Compassion Weltprogramm des Christentums. Soziale Verantwortung lernen, Freiburg i. Br.: 21–25.

Monteverde, Settimio (2007): Ethik und Palliative Care – Das Gute als Handlungsorientierung, in: Knipping, Cornelia (Hg.), Lehrbuch Palliative Care, Bern[2]: 520–535.

Morgenthaler, Christoph (2007): Sieben Gründe, warum Spitalseelsorge not-wendig ist, in: Albisser, Rudolf; Loretan, Adrian (Hg.), Spitalseelsorge im Wandel (ReligionsRecht im Dialog; 5), Zürich – Wien – Berlin: 89–93.

Morita, Tatsuya (2004): Palliative Sedation to Relieve Psycho-Existential Suffering of Terminally Ill Cancer Patients. Journal of Pain and Symptom Management 28(5): 445–450.

Müller Imboden, Annamaria (2007): Protokoll der ordentlichen Ärztekammersitzung vom 03.05.2007, Schweizerische Ärztezeitung 88: 919–935.
Müller-Busch, H. Christof; Andres, Inge; Jehser, Thomas (2003): Sedation in Palliative Care – a Critical Analysis of 7 Years Experience, BMC Palliative Care 2: 2, elektronisch veröffentlicht in: www.biomedcentral.com/1472-684X/2/2.
Müller-Busch, H. Christof (2004): Sterbende sedieren? Zeitschrift für Palliativmedizin 5: 107–112.
Müller-Busch, H. Christof (2004b): „Terminale Sedierung". Ausweg im Einzelfall, Mittelweg oder schiefe Ebene? Ethik in der Medizin 16(4): 369–377.
Müller-Busch, H. Christof et al. (2006): Empfehlungen zur palliativen Sedierung. Arbeitsergebnisse einer internationalen Expertengruppe. Deutsche Medizinische Wochenschrift 131(48): 2733–2736.
Müller-Busch, H. Christof; Aulbert, Eberhard (2007): Ethische Probleme in der Lebensendphase, in: Aulbert, Eberhard; Nauck, Friedemann; Radbruch, Lukas (Hg.), Lehrbuch der Palliativmedizin, Stuttgart[2]: 46–63.
Münk, Hans J. (1997): Würde der Natur – Würde des Menschen. Stimmen der Zeit 215: 17–29.
Münk, Hans J. (2002): Das Gehirntodkriterium (HTK) in der theologisch-ethischen Diskussion um die Transplantationsmedizin (TPM). Forschungsbericht zur Rezeption des HTK in der deutschsprachigen theologischen Ethik, in: Ders. (Hg.), Organtransplantation. Der Stand der ethischen Diskussion im interdisziplinären Kontext, Freiburg i. Ue.: 105–173.
Münk, Hans J. (2006): Das Hirntodkriterium in der (katholisch-)theologischen Ethikdiskussion des deutschsprachigen Raumes, in: Haldemann, Frank; Poltier, Hugues; Romagnoli, Simone (Hg.), Bioethik im Spannungsfeld der Disziplinen. Festschrift für Alberto Bondolfi zu seinem 60. Geburtstag (Interdisziplinärer Dialog – Ethik im Gesundheitswesen; 7), Bern u. a.: 195–206.
Murray, Scott A.; Boyd, Kirsty: Byock, Ira (2008): Continuous Deep Sedation in Patients Nearing Death. Imprecise Taxonomy Makes Interpreting Trends Difficult. British Medical Journal 336: 781–782.
Nauck, Friedemann; Jaspers, Birgit; Zernikow, Boris (2007): Therapie chronischer Schmerzen bei Erwachsenen und Kindern, in: Knipping, Cornelia (Hg.), Lehrbuch Palliative Care, Bern[2]: 198–225.
Nauer, Doris (2001): Seelsorgekonzepte im Widerstreit. Ein Kompendium (Praktische Theologie heute; 55), Stuttgart – Berlin – Köln.
Neudert, Christian (2007): Evaluation der Lebensqualität, in: Aulbert, Eberhard; Nauck, Friedemann; Radbruch, Lukas (Hg.), Lehrbuch der Palliativmedizin, Stuttgart[2]: 36–45.
palliativ ch – Schweizerische Gesellschaft für Palliative Medizin, Pflege und Begleitung (2001): Das Freiburger Manifest. Eine nationale Strategie für die Entwicklung von Palliative Care in der Schweiz, elektronisch veröffentlicht in: www.palliative.ch/uni_pdf/manifest_de.pdf, abgerufen am 21.07.08.
palliative ch – Schweizerische Gesellschaft für Palliative Medizin, Pflege und Begleitung (2001b): Standards. Grundsätze und Richtlinien für Palliative Medizin, Pflege und Begleitung in der Schweiz, elektronisch veröffentlicht in: www.palliative.ch/uni_pdf/standards_de.pdf, abgerufen am 10.06.2008.

palliative ch – Schweizerische Gesellschaft für Palliative Medizin, Pflege und Begleitung (2003): Palliative Betreuung aus Verantwortung für schwer kranke Menschen. Eine Information für Patientinnen und Patienten, ihre Familien und Angehörigen sowie für Fachleute und Freiwillige aus dem Gesundheitswesen, elektronisch veröffentlicht in: www.palliative.ch, abgerufen am 10.06.2008.

palliative ch – Schweizerische Gesellschaft für Palliative Medizin, Pflege und Begleitung (2007): Statuten, elektronisch veröffentlicht in: www.palliative.ch/uni_pdf/statuten_de.pdf, abgerufen am 10.06.2008.

Paul, Norbert W. (2006): Gesundheit und Krankheit, in: Schulz, Stefan et al. (Hg.), Geschichte, Theorie und Ethik der Medizin. Eine Einführung, Frankfurt a.M.: 131–142.

Pellegrino, Edmund D.; Thomasma, David C. (1993): The Virtues in Medical Practice, New York – Oxford.

Petuchowski, Jakob J. (1997): Art. ‚Schem'a Jisrael', in: Petuchowski, Jakob J.; Thoma, Clemens, Lexikon der jüdisch-christlichen Begegnung. Hintergründe – Klärungen – Perspektiven, Freiburg i. Br.[2]: 183–184.

Pichlmaier, Heinz (1998): Art. ‚Hospiz/Hospizbewegung 1. Zum Problemstand', in: Lexikon der Bioethik, Bd. 2, hrsg. v. Korff, Wilhelm et al., Gütersloh: 233–235.

Pleschberger, Sabine (2005): Nur nicht zur Last fallen. Sterben in Würde aus der Sicht alter Menschen in Pflegeheimen (Palliative Care und Organisations-Ethik; 13), Freiburg i. Br.

Pleschberger, Sabine (2007): Die historische Entwicklung von Hospizarbeit und Palliative Care, in: Knipping, Cornelia (Hg.), Lehrbuch Palliative Care, Bern[2]: 24–29.

Quante, Michael; Vieth, Andreas (2003): Welche Prinzipien braucht die Medizinethik? Zum Ansatz von Beauchamp und Childress, in: Düwell, Marcus; Steigleder, Klaus (Hg.), Bioethik. Eine Einführung, Frankfurt a.M.

Quill, Timothy E.; Byock, Ira R. (2000): Responding to Intractable Terminal Suffering: The Role of Terminal Sedation and Voluntary Refusal of Food and Fluids. Annals of Internal Medicine 132: 408–414.

Radbruch, Lukas; Nauck, Friedemann (2007): Terminale Sedierung, in: Aulbert, Eberhard; Nauck, Friedemann; Radbruch, Lukas (Hg.), Lehrbuch der Palliativmedizin, Stuttgart[2]: 1029–1036.

Radbruch, Lukas; Nauck, Friedemann; Aulbert, Eberhard (2007): Definition, Entwicklung und Ziele, in: Aulbert, Eberhard; Nauck, Friedemann; Radbruch, Lukas (Hg.), Lehrbuch der Palliativmedizin, Stuttgart[2]: 1–14.

Rauprich, Oliver (2005): Prinzipienethik in der Biomedizin – Zur Einführung, in: Rauprich, Oliver; Steger, Florian (Hg.), Prinzipienethik in der Biomedizin. Moralphilosophie und medizinische Praxis (Kultur der Medizin. Geschichte – Theorie – Ethik; 14), Frankfurt a.M.: 11–45.

Rawls, John (1979): Eine Theorie der Gerechtigkeit, Frankfurt a.M.

Rawls, John (2003): Politischer Liberalismus, Frankfurt a.M.

Rehmann-Sutter, Christoph (2002): Bioethik, in: Düwell, Markus; Hübenthal, Christoph; Werner, Micha H., Handbuch Ethik, Stuttgart: 247–252.

Reiter-Theil, Stella (1998): Therapiebegrenzung und Sterben im Gespräch zwischen Arzt und Patient. Ein integratives Modell für ein vernachlässigtes Problem. Ethik in der Medizin 10: 74–90.

Reiter-Theil, Stella (2005): Klinische Ethikkonsultation – eine methodische Orientierung zur ethischen Beratung am Krankenbett. Schweizerische Ärztezeitung 86: 346–351.

Reiter-Theil, Stella (2007): Autonomie des Patienten und ihre Grenzen, in: Aulbert, Eberhard; Nauck, Friedemann; Radbruch, Lukas (Hg.), Lehrbuch der Palliativmedizin, Stuttgart[2]: 64–80.

Rentdorff, Jacob Dahl (2002): Basic Ethical Principles in European Bioethics and Biolaw. Autonomy, Dignity, Integrity and Vulnerability – Towards a Foundation of Bioethics and Biolaw. Medicine, Health Care and Philosophy 5: 235–244.

Rey-Stocker, Irmi (2006): Anfang und Ende des menschlichen Lebens aus der Sicht der Medizin und der drei monotheistischen Religionen Judentum, Christentum und Islam, Basel.

Rietjens, Judith, et al., (2008): Continuous Deep Sedation for Patients Nearing Death in the Netherlands: Descriptive Study. British Medical Journal 336: 810–813.

Salathé, Michelle, et al. (2003): Klinische Ethikkommissionen in der Schweiz – eine Bestandesaufnahme. Schweizerische Ärztezeitung 84: 2264–2267.

SAMW – Schweizerische Akademie der Medizinischen Wissenschaften (2004): Behandlung und Betreuung von älteren, pflegebedürftigen Menschen. Medizinisch-ethische Richtlinien und Empfehlungen, elektronisch veröffentlicht in: www.samw.ch.

SAMW – Schweizerische Akademie der Medizinischen Wissenschaften (2004b): Betreuung von Patientinnen und Patienten am Lebensende, elektronisch veröffentlicht in: www.samw.ch.

SAMW – Schweizerische Akademie der Medizinischen Wissenschaften (2005): Feststellung des Todes mit Bezug auf Organtransplantation. Medizinisch-ethische Richtlinien, elektronisch veröffentlicht in: www.samw.ch.

SAMW – Schweizerische Akademie der Medizinischen Wissenschaften (2005b): Recht der Patientinnen und Patienten auf Selbstbestimmung. Medizinisch-ethische Grundsätze, elektronisch veröffentlicht in: www.samw.ch.

SAMW – Schweizerische Akademie der Medizinischen Wissenschaften (2006): Palliative Care. Medizinisch-ethische Richtlinien und Empfehlungen, elektronisch veröffentlicht in: www.samw.ch.

Santos-Eggimann, Brigitte (2005): Is There Evidence of Implicite Rationing in the Swiss Health Care System? Lausanne 2005, elektronisch veröffentlicht in: www.bag.admin.ch/themen/krankenversicherung.

Saunders, Cicely; Baines, Mary (1991): Leben mit dem Sterben. Betreuung und medizinische Behandlung todkranker Menschen, Bern – Göttingen – Toronto.

SBK – Schweizerische Bischofskonferenz (2002): Die Würde des sterbenden Menschen. Pastoralschreiben der Schweizer Bischöfe zur Frage der Sterbehilfe und der Sterbebegleitung, Einsiedeln.

Schindler, Thomas (2007): Palliative Care in der ambulanten Versorgung, in: Knipping, Cornelia (Hg.), Lehrbuch Palliative Care, Bern[2]: 58–66.

Schmid-Gugler, Brigitte (2008): Das Sterben leben. Senioren unterhalten sich über „Lebensqualität bis zuletzt". Tagblatt. Ausgabe für den Kanton Thurgau, vom 12.03.2008.

Schneider-Harpprecht, Christoph (2006): Was kann die Ethik von der Seelsorge lernen? Wege zum Menschen 58: 270–282.

Schoch, Markus (2008): Ein letzter Anlauf. Initiative für Rechtsanspruch auf Palliative Care lanciert – SVP-Kantonsrätin Marlies Näf-Hofmann gibt nicht auf. Tagblatt. Ausgabe für den Kanton Thurgau, vom 01.03.2008: 11.

Schockenhoff, Eberhard (1993): Ethik des Lebens. Ein theologischer Grundriss, Mainz.

Schölmerich, Paul (1990): Einführung, in: Schölmerich, Paul; Thews, Gerhard (Hg.), „Lebensqualität" als Bewertungskriterium in der Medizin. Symposium der Akademie der Wissenschaften und der Literatur Mainz, Stuttgart – New York: 9–11.

Schubert, Maria et al. (2005): Rationing of Nursing Care in Switzerland. Effects of Rationing of Nursing Care in Switzerland on Patients' and Nurses' Outcome, Basel, elektronisch veröffentlicht in: www.bag.admin.ch/themen/krankenversicherung.

Schumann, Felix (2004): Deutschland, in: Gronemeyer, Reimer, et al., Helfen am Ende des Lebens. Hospizarbeit und Palliative Care in Europa (Schriftenreihe der Bundesarbeitsgemeinschaft Hospiz e. V.; 7), Wuppertal: 72–95.

Schürmann, Heinz (1993): Das Lukasevangelium (Lk 9,51–11,54), HThK III/2, Freiburg – Basel – Wien.

Schweizerisches Strafgesetzbuch (StGB), 21.12.1937.

Seibert, Horst (2000): Art. ‚Hospiz', in: RGG, Bd. 3, Tübingen[4]: 1913–1914.

Seitz, Oliver; Seitz, Dieter (2002): Die moderne Hospizbewegung in Deutschland auf dem Weg ins öffentliche Bewusstsein. Ursprünge, kontroverse Diskussionen, Perspektiven (Neuere Medizin- und Wissenschaftsgeschichte; 12), Herbolzheim.

SEK – Schweizerischer Evangelischer Kirchenbund (2007): Das Sterben leben. Entscheidungen am Lebensende aus evangelischer Perspektive, Bern.

Siegrist, Johannes (1998): Art. ‚Arzt-Patient-Beziehung 3. Ethisch', in: Lexikon der Bioethik, Bd. 1, hrsg. v. Korff, Wilhelm et al., Gütersloh: 245–248.

Simon, Elke (2007): Euthanasie-Debatte an ausgewählten Beispielen im europäischen Vergleich, in: Knipping, Cornelia (Hg.), Lehrbuch Palliative Care, Bern[2]: 564–575.

Sinzig, Martin (2007): Sterbende begleiten. Hospizdienst Thurgau gegründet – Netzwerk für Freiwilligenarbeit. Tagblatt. Ausgabe für den Kanton Thurgau, vom 13.10.2007: 13.

Sölle, Dorothee (1973): Leiden, Freiburg i. Br.

Steffen-Bürgi, Barbara (2007): Reflexionen zu ausgewählten Definitionen der Palliative Care, in: Knipping, Cornelia (Hg.), Lehrbuch Palliative Care, Bern[2]: 30–38.

Strasser, Florian (2008): „Internationale Konsensus Gruppe Palliative Sedation" in: palliative-ch 2008/1: 8–11.

Student, Johann-Christoph (1994): Was ist ein Hospiz?, in: Ders. (Hg.), Das Hospiz-Buch, Freiburg i. Br.[3]: 19–30.

Stulz, Peter (2007): Vorwort, in: Albisser, Rudolf; Loretan, Adrian (Hg.), Spitalseelsorge im Wandel (ReligionsRecht im Dialog; 5), Zürich – Wien – Berlin: 1–5.

Sudbrack, Josef (2000): Art. ‚Spiritualität I. Begriff', in: LThK, Bd. 9, Freiburg i. Br. u. a.[3]: 852–853.

Theissen, Gerd (1998): Die Bibel diakonisch lesen: Die Legitimitätskrise des Helfens und der barmherzige Samariter, in: Schäfer, Gerhard K.; Strohm, Theodor (Hg.), Diakonie – biblische Grundlagen und Orientierungen. Ein Arbeitsbuch, Heidelberg[3]: 376–401.

Thoma, Clemens (1997): Art. ‚Erlösung', in: Petuchowski, Jakob J.; Thoma, Clemens, Lexikon der jüdisch-christlichen Begegnung. Hintergründe – Klärungen – Perspektiven, Freiburg i. Br.[2]: 54–58.

Thoma, Clemens (1997b): Art. ‚Eschaton/Eschatologie', in: Petuchowski, Jakob J.; Thoma, Clemens, Lexikon der jüdisch-christlichen Begegnung. Hintergründe – Klärungen – Perspektiven, Freiburg i. Br.[2]: 61–63.

Uexküll, Thure von; Wesiack, Wolfgang (2003): Integrierte Medizin als Gesamtkonzept der Heilkunde: ein bio-psycho-soziales Modell, in: Uexküll Psychosomatische Medizin. Modelle ärztlichen Denkens und Handelns, hrsg. v. Adler, Rolf H. et al., München – Jena[6]: 3–42.

Venetz, Hermann-Josef (2000): Der Evangelist des Alltags. Streifzüge durch das Lukasevangelium, Freiburg i. Ue.

Vögeli, Dorothee (2007): Kontrapunkt zur Sterbehilfe. „Swiss end of life care"-Koalition für gute Betreuung am Sterbebett. Neue Zürcher Zeitung vom 19.12.2007: 18.

Vossenkuhl, Wilhelm (2002): Art. ‚Leben', in: Höffe, Otfried (Hg.), Lexikon der Ethik (Beck'sche Reihe; 152), München[6]: 146–147.

Wagner, Falk (1994): Art. ‚Mitleid' in: TRE, Bd. 13, Berlin – New York: 105–110.

Walter, Nikolaus (1992): Art. ‚σπλάγχνον, ου, τό', in: EWNT, Bd. 3, Stuttgart – Berlin – Köln[2]: 635.

Weiher, Erhard (2001): Mehr als Begleiten. Ein neues Profil für die Seelsorge im Raum von Medizin und Pflege, Mainz[2].

Weiher, Erhard (2007): Spirituelle Begleitung in der Palliativmedizin, in: Aulbert, Eberhard; Nauck, Friedemann; Radbruch, Lukas (Hg.), Lehrbuch der Palliativmedizin, Stuttgart[2]: 1181–1205.

Weixler, Dietmar (2007): Palliative Sedierung, in: Knipping, Cornelia (Hg.), Lehrbuch Palliative Care, Bern[2]: 576–587.

WHO – World Health Organization (1990): Cancer Pain Relief and Palliative Care. Report of a WHO Expert Committee (Technical Report Series; 804), Geneva.

WHO – World Health Organization (2002): Definition of Palliative Care, elektronisch veröffentlicht in: www.who.int/cancer/palliative/definition/en/print.html, abgerufen am 16.06.2008.

Wils, Jean-Pierre (2007): ars moriendi. Über das Sterben, Frankfurt a. M. – Leipzig.

Zimmermann-Acklin, Markus (1997): Euthanasie. Eine theologisch-ethische Untersuchung (Studien zur Theologischen Ethik; 79), Freiburg i. Ue.

Zimmermann-Acklin, Markus (2000): Perspektiven der biomedizinischen Ethik. Eine Standortbestimmung aus theologisch-ethischer Sicht. Folia bioethica 26, Genf.

Zimmermann-Acklin, Markus (2000b): Töten oder Sterbenlassen?. Auseinandersetzung mit grundlegenden ethischen Denkfiguren der gegenwärtigen Euthanasiediskussion, in: Mettner, Matthias (Hg.), Wie menschenwürdig sterben?. Zur Debatte um die Sterbehilfe und zur Praxis der Sterbebegleitung, Zürich: 52–69.

Zimmermann-Acklin, Markus (2003): Selbstbestimmung in Grenzsituationen?. Vom Protest gegen den ärztlichen Paternalismus zur Wiederentdeckung von Beziehungsgeschichten, in: Mettner, Matthias; Schmitt-Mannhart, Regula (Hg.), Wie ich sterben will. Autonomie, Abhängigkeit und Selbstverantwortung am Lebensende, Zürich: 63–76.

Zimmermann-Acklin, Markus (2003b): Tugendethische Ansätze in der Bioethik, in: Düwell, Marcus; Steigleder, Klaus (Hg.), Bioethik. Eine Einführung, Frankfurt a. M.

Zimmermann-Acklin, Markus (2004): Das Doppelwirkungsprinzip und seine Bedeutung für intensivmedizinische Dilemmaentscheidungen. Bioethica Forum 40: 2–8.

Zimmermann-Acklin, Markus (2005): Kasuistik und Klinische Ethik. Überlegungen im Anschluss an Albert R. Jonsens kasuistischen Begründungsansatz, in: Düwell, Marcus; Neumann, Josef N. (Hg.), Wie viel Ethik verträgt die Medizin?, Paderborn.

Zimmermann-Acklin, Markus (2006): Gesundheit – Gerechtigkeit – christliche Identität. Begründung und Gestalt der gesundheitlichen Versorgung aus der Perspektive einer theologischen Ethik. Jahrbuch für christliche Sozialwissenschaften 47: 103–128.

Zimmermann-Acklin, Markus (2007): Bioethik und Spitalseelsorge – Anknüpfungspunkte für ein Gespräch, in: Albisser, Rudolf; Loretan, Adrian (Hg.), Spitalseelsorge im Wandel (ReligionsRecht im Dialog; 5), Zürich – Wien – Berlin: 39–54.

Zitzmann, Marc (2008): Recht zu sterben oder Verurteilung zu leben?. Chantal Sébires letzter Kampf – wie eine krebskranke Französin von ihrem Leiden erlöst werden wollte. Neue Zürcher Zeitung vom 2. April 2008: 45.

Zulehner, Paul M. (Hg.) (2004): Spiritualität – mehr als ein Megatrend. Gedenkschrift für Kardinal DDr. Franz König, Ostfildern.

Zur Autorin

Lea Siegmann-Würth, Dr. med., MTh, studierte Humanmedizin an den Universitäten Fribourg und Zürich (Staatsexamen 1988) und arbeitete danach während 15 Jahren in verschiedenen Kliniken und Spitälern sowie im Labor. Sie verfasste ihre Dissertation im Bereich Medizinische Mikrobiologie und Immunologie und erwarb nach ihrer klinischen Weiterbildung den Facharzttitel FMH für Allgemeine Medizin, spez. Geriatrie. Mehrere Jahre war sie in der Geriatrischen Tagesklinik und Memory Clinic am Bürgerspital St. Gallen tätig.

Ehrenamtliche Engagements und Weiterbildungskurse gaben Lea Siegmann-Würth Einblick sowohl in die praktische Pfarrei- und Seelsorgearbeit als auch in die Theologie. Mit dem Bewusstsein, dass Religion, Glaube und Kirche ein bedeutendes Potenzial in der Begleitung von Menschen durch die Höhen und Tiefen des Lebens enthalten, begann sie 2002 an der Universität Luzern mit dem Studium von Theologie und Ethik, das sie 2008 abschloss. Das vorliegende Buch entstammt aus ihrer Masterarbeit. Seit 2008 arbeitet sie als Theologin sowohl in der Pfarrei- und Heimseelsorge als auch in der Spitalseelsorge im Kantonsspital in St. Gallen.

Interdisziplinärer Dialog -
Ethik im Gesundheitswesen

In der modernen Medizin und Pflege nimmt der Wissenszuwachs über den Menschen rasant zu, was zu neuen Handlungsmöglichkeiten führt. Moralische Fragen werden dabei auf der individuellen und sozialen Ebene aufgeworfen: Welche der zur Verfügung stehenden Handlungsmöglichkeiten ist die einem Menschen angemessene? Wie weit soll der medizin-technische Fortschritt gehen, und wie lässt er sich von der Gesellschaft finanzieren und fair verteilen? Antworten auf diese den Menschen und die Gesellschaft in ihrem moralischen Kern betreffenden Fragen zu suchen, ist eine grosse ethische Herausforderung im Kontext einer pluralistischen Gesellschaft. Auf diesem Hintergrund ist der interdisziplinäre Dialog aller Betroffenen heute besonders dringlich. Er ist Voraussetzung für verantwortliches Handeln in Medizin und Pflege.

Die Buchreihe *Interdisziplinärer Dialog – Ethik im Gesundheitswesen* soll zu diesem Dialog einen aktiven Beitrag leisten. Publiziert werden Kongressberichte, Tagungsbände, Dissertationen, Festschriften etc., welche sich interdisziplinär mit moralischen Problemen und Fragestellungen des Gesundheitswesens auseinandersetzen. Ausserdem bietet die Reihe Platz für konkrete Handlungsvorschläge zu einzelnen Krankheitsbildern und verschiedenen Problemfeldern des Gesundheitswesens. Theorie und Praxis sollen gleichgewichtig zu Wort kommen. Es werden Manuskripte in deutscher, französischer und englischer Sprache aufgenommen.

Herausgegeben und wissenschaftlich verantwortet wird die Buchreihe vom *Interdisziplinären Institut für Ethik im Gesundheitswesen*, DIALOG ETHIK, das von Dr. theol. Ruth Baumann-Hölzle geleitet wird.

DIALOG ETHIK
Das Interdisziplinäre Institut für Ethik im Gesundheitswesen stellt sich vor.

Angesichts des medizin-technischen Fortschritts kommt es im Gesundheitswesen zunehmend zu ethischen Dilemmasituationen. Die Auseinandersetzung mit diesen Situationen ist dringlich und bedarf der interdisziplinären Bearbeitung. Auf dem Hintergrund dieser Problematik wurde 1999 das Institut DIALOG ETHIK gegründet, das jetzt von der Stiftung Dialog Ethik getragen und vom Förderverein Dialog Ethik unterstützt wird. Das interdisziplinär zusammengesetzte Institutsteam arbeitet an einer Kultur bewussten, ethischen Urteilsbildung, indem die persönlichen Kompetenzen der Handelnden, der interdisziplinäre Austausch im Gesundheitswesen und der öffentliche Diskurs zu den ethischen Fragen rund um Gesundheit und Krankheit gefördert, unterstützt und begleitet werden. Hierfür macht das Institut verschiedenste Angebote.

DIALOG ETHIK
Interdisziplinäres Institut für Ethik im Gesundheitswesen
Schaffhauserstrasse 418
8050 Zürich
Tel. 044 252 42 01
Fax 044 252 42 13
Internet: www.dialog-ethik.ch; E-Mail: info@dialog-ethik.ch

Interdisziplinärer Dialog - Ethik im Gesundheitswesen

Verzeichnis der bisher erschienenen Bände:

Band 1: Ethik-Forum des Universitäts-Spitals Zürich (USZ) (Hrsg.)
Medizin, religiöse Erfahrung und Ethik
Leben – Leiden – Sterben
2. überarbeitete Auflage. ISBN 978-3-03911-491-7. 2000, 2007.

Band 2: Ruth Baumann-Hölzle
Moderne Medizin – Chance und Bedrohung:
Eine Medizinethik entlang dem Lebensbogen
2. Auflage. ISBN 978-3-03911-492-4. 2001, 2007.

Band 3: Medizin-ethischer Arbeitskreis Neonatologie
des Universitätsspitals Zürich
An der Schwelle zum eigenen Leben:
Lebensentscheide am Lebensanfang bei zu früh geborenen,
kranken und behinderten Kindern in der Neonatologie
ISBN 3-03910-120-X. 2002; 2. Auflage: 2003.

Band 4: Ruth Baumann-Hölzle, Corinne Müri, Markus Christen
& Boris Bögli (Hrsg.)
Leben um jeden Preis?
Entscheidungsfindung in der Intensivmedizin
ISBN 3-03910-380-6. 2004.

Band 5: Max Baumann
Recht → Ethik → Medizin
Eine Einführung ins juristische Denken –
nicht nur für Ethiker und Mediziner
ISBN 3-03910-629-5. 2005.

Band 6: Christoph Rehmann-Sutter, Alberto Bondolfi, Johannes Fischer &
Margrit Leuthold (Hrsg.)
Beihilfe zum Suizid in der Schweiz
Beiträge aus Ethik, Recht und Medizin
ISBN 3-03910-838-7. 2006.

Band 7: Frank Haldemann, Hugues Poltier & Simone Romagnoli
(éds/Hrsg./cur.)
La bioéthique au carrefour des disciplines. Hommage à Alberto
Bondolfi à l'occasion de son 60e anniversaire / Bioethik im
Spannungsfeld der Disziplinen. Festschrift für Alberto Bondolfi zu
seinem 60. Geburtstag / La bioetica crocevia delle discipline.
Omaggio ad Alberto Bondolfi in occasione del suo 60° compleanno.
ISBN 3-03910-841-7. 2006.

Band 8: Denise C. Hürlimann, Ruth Baumann-Hölzle &
Hansjakob Müller (Hrsg.)
Der Beratungsprozess in der Pränatalen Diagnostik
ISBN 978-3-03911-699-7. 2008.

Band 9: Markus Christen, Corinna Osman & Ruth Baumann-Hölzle (Hrsg.)
Herausforderung Demenz
Spannungsfelder und Dilemmata in der Betreuung
demenzkranker Menschen
ISBN 978-3-0343-0379-8. 2010.

Band 10: Lea Siegmann-Würth
Ethik in der Palliative Care
Theologische und medizinische Erkundungen
ISBN 978-3-0343-0346-0. 2011.

www.ingramcontent.com/pod-product-compliance
Ingram Content Group UK Ltd.
Pitfield, Milton Keynes, MK11 3LW, UK
UKHW021846140426
5217IPUK00022B/1613